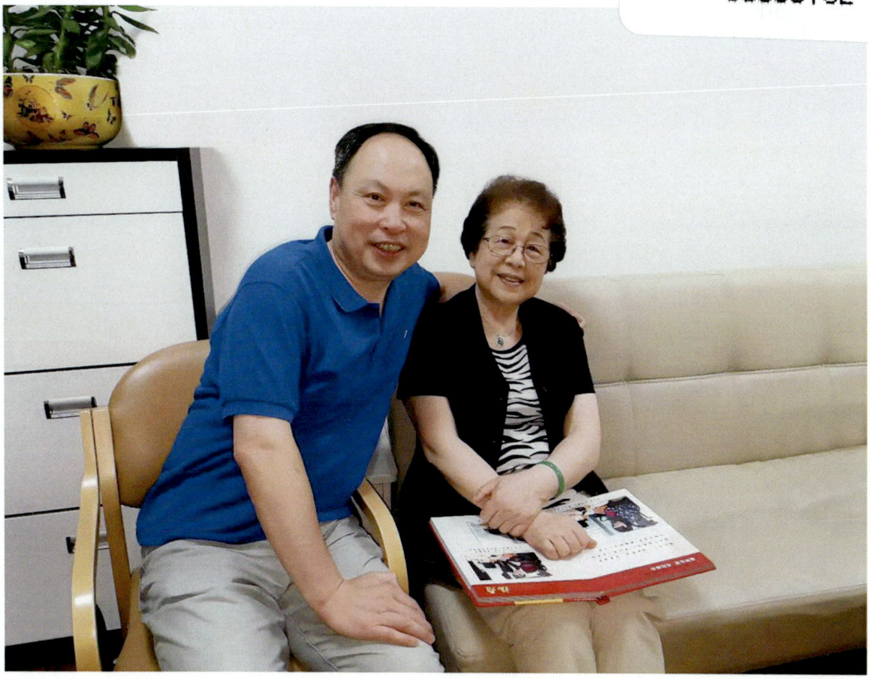

张国梁（左）与导师熊曼琪教授（右）合影

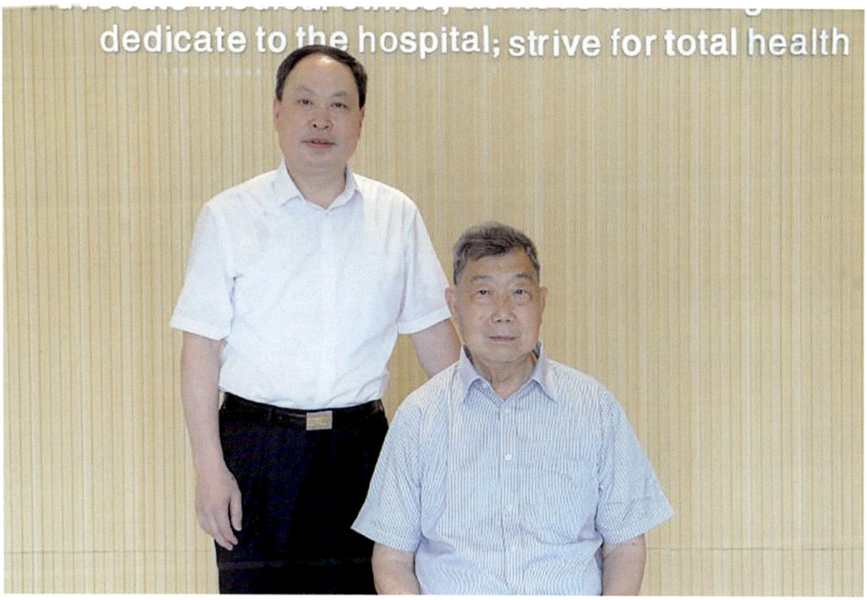

张国梁（左）与冯昌汉先生（右）合影

悬壶翁洲

格物证道与临证心要

张国梁　主编

化学工业出版社

·北京·

内容简介

本书是一部集学术性、临床性与养生指导于一体的中医专著，系统总结了浙江省名中医张国梁的中医临床经验与学术思想，涵盖从医历程、学术特色、医论医话、医案精选及中医养生五大板块。医论医话以糖尿病、脾胃病为重点，深入探讨中药降糖机制、经方应用及中西医结合诊疗策略，并结合现代医学理论创新中医实践。医案部分精选各科典型病例，展现辨证论治的灵活运用；中医养生章节融合《黄帝内经》智慧，提供四季调摄与时辰养生指导。附录收录媒体访谈与跟师心得，彰显中医传承脉络。

本书理论与实践并重，既可为临床中医师和中医院校学生提供参考，亦适合中医爱好者研习养生之道。

图书在版编目（CIP）数据

悬壶翁洲：格物证道与临证心要 / 张国梁主编. 北京：化学工业出版社，2025. 10. -- ISBN 978-7-122-49083-4

Ⅰ. R249. 7

中国国家版本馆 CIP 数据核字第 2025LQ4643 号

责任编辑：王玮　宋林青

责任校对：李雨函

装帧设计：韩　飞

出版发行：化学工业出版社

(北京市东城区青年湖南街 13 号　邮政编码 100011)

印　　装：北京盛通数码印刷有限公司

710mm×1000mm　1/16　印张 $11\frac{3}{4}$　彩插 1　字数 176 千字

2025 年 11 月北京第 1 版第 1 次印刷

购书咨询：010-64518888　　售后服务：010-64518899

网　　址：http://www.cip.com.cn

凡购买本书，如有缺损质量问题，本社销售中心负责调换。

定　　价：78.80 元

编写人员名单

主　编：张国梁

副主编：刘芳洁　胡必成

编　者：（按姓氏笔画排序）

乐　益　刘芳洁

李筱颖　张国梁

周鸯鸯　胡必成

赵思楠　唐　蕾

主　审：钦丹萍

《序》

为加快实施《浙江省中医药传承与创新“十百千”人才工程（杏林工程）》，进一步加强高层次中医临床人才培养，促进名老中医临床经验和学术思想的传承和发展，浙江省中医药管理局在2021年实施名老中医传承工作室建设项目，张国梁也被列入其中。

张国梁1984年毕业于浙江中医学院，随后又赴广州中医学院深造，四十余年来一直从事中医、中西医结合临床工作，具有丰富的临床经验和个性鲜明的学术特色，但因各种原因其学术经验未作系统整理。今欣逢盛世，在浙江省中医药管理局和舟山医院的大力支持下，传承工作室团队成员收集整理了张国梁历年来撰写和发表的论文、论著、读书体会、临证心得，并精选临证验案，历时年余，数易其稿，撰成本书，以期反映其临证经验积累和学术观点形成过程。

张国梁深耕中医内科，兼涉妇、儿、皮肤诸科，尤精于糖尿病及脾胃病之中医诊疗。本书系统梳理其从医历程，核心展现其鲜明的临证特色：病证结合，纲举目张，主张“西医辨病，中医辨证”，以辨证为纲领，探求病机为要目；四诊合参，执简驭繁，临证善抓主症，精察舌脉，四诊相参以明辨；方证相应，损益有度，凭证立法选方，务求方证契合，化裁运用得宜。书中还结合现代研究方法凝练其独到学术见解：论治糖尿病，首重脾气亏虚之本，强调行气活血不可或缺；调治结肠炎，指出寒热错杂之常，阐发疏肝解郁之要；应对外感内伤，彰显六经辨证之妙，推崇方证对应为先；剖析肺结节，倡导分证论治之径，突破专事抗癌解毒之囿；应对外感疫病，洞察湿毒为患之机，倡导“先证而治”

之法。全书精选医案，理、法、方、药一脉贯通，彰显其深厚的临证功力；对《黄帝内经》养生精义之解读，深入浅出，切于实用。相信此书付梓，必将为读者创新临证思维、研习诊疗技艺、领悟养生真谛提供切实而宝贵的借鉴。

我和国梁大学同窗五年，学生时代，国梁沉稳而好学，谦虚而志远。此后我又在浙江省中医药学会脾胃病分会任职十余年，每遇分会工作，国梁在百忙之中，总不辞舟车劳顿之苦，积极给予支持，由此我们结下了深厚的情谊。今应国梁之邀，谨书片言，权当为序。

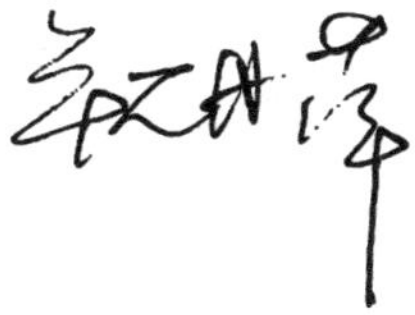

2025 年 5 月 23 日

《编写说明》

为了总结推广浙江省名中医张国梁的学术观点和临床经验，在浙江省中医药管理局和舟山医院的大力支持下，几经修改，终于成稿。本书由张国梁和其传承工作室团队成员共同编写，并得到了浙江省名老中医专家传承工作室项目（浙中医药〔2021〕21号）的资助。全书分为以下六个部分：

第一部分是从医之路，介绍张国梁从大学到工作四十余年，脚踏实地，孜孜不倦，勤求博采，筑梦岐黄，从事中医、中西医结合医疗、科研、教学工作的经历。

第二部分是学术特色，主要介绍张国梁“西医辨病，中医辨证，病证结合；辨证为纲，求机为目，纲举目张；先抓主症，再审舌脉，四诊合参；凭证选方，方证相对，损益有度”的临证特色，以及“糖尿病以脾气虚为本，勿忘行气活血；结肠炎不乏寒热错杂，亦需重视肝郁；外感内伤显六经病证，首选方证对应；肺结节习用分证论治，不囿抗癌解毒；外感疫病湿毒为患，可法先证而治”等学术观点。

第三部分是医论医话，收集整理张国梁撰写和发表的论文、论著、读书体会、临证心得，以及学生总结的诊疗经验，进行整理归类，以期比较系统地反映其临证经验的积累和学术观点的形成过程。

第四部分是医案精选，精心选择张国梁近十年来的临证医案70余例，采用病证结合的编写方法，以西医病名诊断为主，参以少量特色鲜明的中医病名，再现其“抓主症，审病机”治疗内科及妇科、儿科、皮肤科等专科疾病的宝贵经验。

第五部分是中医养生，收集张国梁下基层义诊和在新闻媒体进行健康宣教的内容，以及为工作室网站撰写的有关中医养生的科普文章。

附录为媒体专访和学生的跟师心得。

由于作者经验缺乏，能力所限，再加时间仓促，书中不当之处，敬请专家和读者批评指正！

编者

2025 年 3 月

目录

第一章
从医之路
——勤求博采　逐梦岐黄

张国梁，主任中医师，1962 年 12 月出生于舟山市定海区，祖籍是浙江省宁波市。1984 年 7 月，张国梁本科毕业于浙江中医学院（现浙江中医药大学）中医专业，随后被分配到定海区临城中心卫生院。1990 年 7 月，张国梁研究生毕业于广州中医学院（现广州中医药大学）伤寒论专业，同年 8 月至今于舟山市人民医院（现舟山医院）工作。张国梁在中医和中西医结合领域辛勤耕耘，勤求古训，博采众长，不断超越，追逐梦想，已经走过了四十余年的医学之路。

张国梁自幼性格沉稳，高中读书阶段偏好文科，在老师的建议下，高考志愿填报了浙江中医学院，从此叩开了神秘的中医学大门。1979 年 9 月，在一个暑热未退的日子，张国梁怀揣着对知识的渴望，憧憬着心中的理想，走进了杭州市庆春路浙江中医学院的大门。求学期间他深知“业精于勤荒于嬉，行成于思毁于随”的道理，笔记本里密密麻麻地记录了何仁、徐荣斋、朱古亭、吴颂康、林乾良等中医药名家授课的内容。自习教室里，他时而奋笔疾书默写方剂，时而摇头晃脑背诵经典。当目睹教学实习带教老师用针灸瞬间提升近视患者的视力之时，当震撼于中医学的神奇之时，张国梁对探索中医学的渴望更加强烈。“书山有路勤为径，学海无涯苦作舟”，正是这样不断地学习，他一次次地感受到了中医学的魅力，在别人抱怨日复一日地记药名、抄方剂、背条文很枯燥乏味时，他却能够静下心来徜徉在中医学知识的海洋里，拼命汲取养分，打好中医基础。大学期间，他刻苦好学、品学兼修，专业基础知识扎实，各门功课均衡发展。

大学毕业后，张国梁被分配到定海区临城中心卫生院中医科工作。因为科里一位老医生不久就被调走了，几天后科室就仅他一人，年轻的他上岗后，既要看中医门诊，又兼顾针灸、推拿，还负责中药房调剂撮药和中药保管工作。虽然忙碌，但他始终抱着一颗朴素的医者初心为患者服务。当时最感困难的是如何把学习到的理论知识用于日常诊疗工作，因此他一方面从书本学，特别是秦伯未先生的《谦斋医学讲稿》和焦树德先生的《用药心得十讲》，让他受益良多；另一方面则会抽时间向相邻公社卫生院的老中医虚心请教，使他对一些诸如咳嗽、水肿等常见病的治疗加深了认识。“不积跬步，无以至千里”，也正是在基层医院的工作经历，为他在内、妇、儿、骨伤等科室的常见病和多发病的诊治积累了一些临床经验，对中药药性和辨识也有了初步的感性认识，为今后长期从事中医临床工作夯实了基础。

边工作，边学习，三年后，怀揣梦想的张国梁又考上了广州中医药大学伤寒论专业的研究生，师从国内伤寒名家熊曼琪教授及其团队，以“经方临床应用”为研究方向，经过系统、规范的学习，其临床、科研、教学能力突飞猛进。广州中医学院第一附属医院，是国内最早开设中医经典病房的单位，通过一年的病房住院医师锻炼，对《伤寒论》《金匮要略》、温病诸家经典方的现代应用和糖尿病的经方治疗方面有了较为深刻的认识。1990 年 7 月，张国梁以优异的成绩毕业，并获医学硕士学位。

1990 年 8 月，作为舟山市第一位中医学的研究生，他到舟山市人民医院工作，先是在中医科门诊，然后又到西医内科各专业轮转。1991 年 9 月，转去有 50 张床位的中医病区任住院医师，此后一直在中医病房和门诊之间轮转。1992 年 8 月张国梁晋升为主治中医师，1997 年 12 月晋升为副主任中医师，2003 年 12 月晋升为主任中医师，1994 年 8 月担任门诊部副主任，1996 年 8 月担任中医科副主任，此后一直在中医、中西医结合病房工作，相继任中医、中西医结合科主任和多个病区主任。在此期间，张国梁认真钻研业务，不断提高业务能力。除经常复习《黄帝内经》《伤寒论》《金匮要略》《温热论》等经典以温故知新外，还研读了大量的中医典籍和前贤的医案、医话，尤其对《脾胃论》《医林改错》《医学衷中参西录》《临证指南医案》《经方实验录》《医方集解》《濒湖脉学》等情有独钟，把它们作为案头书、枕边书精研细读，用于指导临床工作。特别是近年来接触了李可、李翰卿与朱进忠师徒、郑钦安、范中林、刘力红等名医名家大作后，改变了过去对“温阳”学说的一些不成熟观点，尝试治疗过去自己治疗效果不佳的疑难病，如糖尿病腹泻和神经病变、溃疡性结肠炎、难治性咳嗽等，均取得了可喜的疗效。精读了冯世纶整理的胡希恕老先生经验《经方传真》后，张国梁对“方证对应”思想有了更深的理解，认为虽然有“方证是辨证的尖端”之说，但方证辨证离不开辨证论治，如果把现行的辨证论治模式当作正向思维的话，那方证辨证可以理解为逆向思维，面对错综复杂的患者，方证辨证与辨证论治两种思维方式可以相互补充，在辨证论治效果不佳，或有典型的方证出现时，可以使我们更加简捷地找到对病“真方”，精准消除疾患。

张国梁担任中医科主任和病区主任 20 多年，为学科建设倾注了大量心血。他于 1994 年率先在医院开设第一个中医专科——中医糖尿病专科，填补了舟山市没有中医专科专病门诊的空白。他采用中西医结合的治疗手段，对 2 型糖尿病及其并发症进行规范而有效的治疗，根据最新指南和临床实践经验，不断修订诊治规范，并纳入临床路径，还建立了面向社会的“糖尿病健康教育课堂”，对糖尿病患者和家属进行规范的健康教育管理，多次被市级媒体报道，取得了良好的社会反响，中医科一度成为“舟山市糖尿病诊疗中心”挂靠单位。2007 年 10 月中医科被浙江省卫生厅批准列入中医“名科”建设项目——“示范中医科”建设单位，中医科从此迈入新的发展阶段。作为学科带头人，张国梁带领全科同事对照学科建设标准，制订学科发展规划，落实学科发展措施，克服重重困难，一步一个脚印，基本完成了学科建设目标。通过多年努力，中医科已成为门诊和病区并行、专科特色鲜明、临床疗效明显、服务手段多样、市内外影响较大、医教研齐头并进的综合科室。

2012 年舟山市卫生局党委批准成立“张国梁中医工作室”，2013 年该工作室被评为舟山市卫生系统“优秀明星党员工作室”，2019 年 4 月获批国家中医药管理局“冯昌汉全国名老中医药专家传承工作室”建设项目，并于 2023 年 5 月通过验收；2022 年 1 月获批“浙江省张国梁名老中医专家传承工作室”建设项目。这些项目的开展，为中医科的医疗质量和业务能力提升、高层次人才培养等工作搭建了可持续发展的平台。

张国梁十分重视科研和教学工作。他认为科教工作是临床医疗工作的助推器，对学科建设、人才培养具有重要的推动作用。在繁忙的临床工作之余，他先后主持厅市级课题 5 项，获省级“中医药科技创新二等奖”、“中医药科技创新三等奖”各 1 项，获“舟山市医药卫生科技三等奖”1 项，获舟山医院“院级科研成果”二等奖、三等奖各 1 项，在国家和省级专业杂志发表论文 20 余篇，主编出版专著《冯昌汉临证医集》1 部，作为编委参编由郭子光等主编的《现代中医治疗学》第 2 版、李文瑞等主编的《伤寒杂病论汤证论治》等专著 4 部。除了培养带教下级医师、进修实习医师的医疗业务能力外，还悉心指导青年医师的课题申报、标书撰写、论文修改等工作。近 10 年来，每年承担吉林医药学院临床本科班的《中医学基础》教学任务 20 学时以上，他备课认真，授课语言生动、深入浅出，深受同学们欢迎，2021 年获得医院颁发的“第二届教育突出贡献奖”。

张国梁秉承孙思邈“大医精诚”的医训，待患者如亲友。对患者态度和蔼，沟通耐心，诊治精心，不分贫富和职位高低，都能一视同仁，把减轻患者痛苦、治好病作为自己的责任追求。曾结对一户因病致贫的金姓贫困户，张国梁不但对金老伯疾病的日常治疗和康复进行耐心指导，还上门探望、送钱送物、送医送药，患者及家属深受感动。张国梁廉洁行医，拒绝医疗行业的不正之风，远离药商，多次收到患者的锦旗和表扬，无医疗投诉纠纷。2007、2012 年两次被评为“舟山市卫生系统医德标兵”。

张国梁人如其名，以自己独有的韧性和踏实肯干的热情，成为行业中的翘楚！2007 年被评为舟山市“首届名中医”；2020 年 12 月被授予“浙江省名中医”称号；2021 年 2 月被确定为“浙江省名老中医专家传承工作室”指导老师。担任中医、中西医结合执业医师考试地区主考官 10 余年，多次被聘为省、市、局三级科技成果评审专家，2011 年 1 月被聘为浙江中医药大学兼职教授，2012 年被聘为浙江省卫生厅中医专业高评委专家。曾兼任中华中医药学会综合医院工作委员会第二届委员，浙江省中医药学会第六届理事，浙江省中西医结合学会第六、七届理事，浙江省中西医结合学会糖尿病专业、内分泌专业委员会委员，舟山市科协委员。现任浙江省中医药学会脾胃病专业委员会委员，舟山市非物质文化遗产保护专家组专家，舟山市中医药学会副会长、中医内科分会主任委员。曾获浙江省第四届“优秀医师奖”、中共舟山市委“四干型优秀党员”等荣誉。近10年来一直担任舟山市保健委医疗组专家，多次被评为“干部保健工作先进个人”。

张国梁几十年如一日，坐门诊、带学生、看医书，做临床、搞科研、担教学，年逾花甲的他，现在仍坚持用仁心仁术，帮助患者、安慰患者、治愈患者。沉稳严谨的性格、精准细致的诊断和口口相传的疗效，常让患者对他赞不绝口——“医术高超，医德高尚”“把患者当自己的亲人看待”，在日复一日的平凡工作中践行着医者的誓言。

（胡必成）

第二章
学术特色

张国梁老师从事中医、中西医结合临床工作四十余年，踏实勤奋，不断求索，积累了丰富灵活的诊疗经验，形成了个性鲜明的学术观点，现介绍如下。

第一节　临证经验

张国梁先后师从国内伤寒名家熊曼琪教授及其团队、舟山市中医院孙义荣主任中医师，长期跟诊第三批全国老中医药专家学术经验继承工作指导老师、浙江省名中医冯昌汉主任中医师，并作为“冯昌汉全国名老中医传承工作室”负责人，比较全面系统总结了冯老的学术思想和临证经验。通过孜孜不倦地学习，日复一日地临证，张师的专业水平不断提高，不但具有扎实的中医基础和专业理论知识，而且能在中医理论指导下，熟练运用中药内服及灌肠、针灸、穴位贴敷等中医外治技术，治疗内、外、妇、儿科的常见病、多发病，尤其对糖尿病伴多种并发症、不明原因发热、慢性咳嗽、肺结节、恶性心律失常、顽固性失眠、重症肌无力、溃疡性结肠炎、重症胰腺炎、雷诺病等疑难杂病的诊治积累了比较丰富经验，对肺癌、乳腺癌、胃癌、大肠癌等恶性肿瘤术后康复和晚期姑息性治疗有独到体会。

此外，张师主持开展了“肾复康胶囊治疗糖尿病肾病”“耳穴贴敷防治糖耐量异常”“肠道水疗治疗慢性结肠炎”“中药灌肠治疗吗啡相关性便秘”等新技术新项目，制订了理气消胀合剂等院内协定方10余首。

斗转星移，日积月累，张师逐步形成了中医为体、西医为用的健康观和疾病观，以及灵活多样的辨证论治思路，其临证特色主要体现在以下几个方面：

1. 西医辨病，中医辨证，病证结合

随着医学的不断进步和患者医学知识的日益增加，原有的大部分中医病名已难以适应时代要求，因此张师认为取西医病名诊断之长，融合中医辨证思维之优，“病证结合”不失为目前切合临床实际的创新之举。

中、西医学各有优势，西医学的长处在于借助现代科学技术手段明确病因、定位病灶、确定诊断，给予针对性地干预以达到治愈疾病之目的，即“辨病”；中医学强调“观其脉证，知犯何逆，随证治之”，根据不同的病证的证型选方用药，缓解和治愈疾病，即“辨证”。西医辨病可对疾病全过程的病理特点有基本的了解，中医辨证则能清楚地掌握疾病在每个不同阶段的特点，两者如同中药配伍的“相须”一般，相得益彰。因此，西医辨病结合中医辨证，病证结合，能充分认识疾病的发生、发展和转归预后规律，才能更好地发挥中西医治疗的特色优势，取得1＋1＞2的理想效果。

目前临床疗效评价大多采用双重指标，即以客观的理化检查结果结合临床表现判断西医“病”的疗效，再结合四诊信息评价中医“证”的改善程度。传统中医病证结合的临床疗效评价主观性较强、缺乏统一标准，而采用西医辨病、中医辨证的思路，在观察患者临床表现改善与否的基础上，结合西医理化指标进行判断，符合客观化和标准化的要求。因此，宏观征象和微观指标相结合，能客观反映疾病的治疗效果，从而更好地指导临床和科研工作。

通过西医辨病能避免漏诊某些恶性肿瘤等重大器质性疾病，而一些早期无症可辨的患者，如高血压、糖尿病、胆囊息肉、肺结节、肾囊肿等也需要结合西医辨病进行诊断后再进行辨证。

现代中药药理研究大多是以病为对象展开的，取得的成果也是针对西

医的病，因此在中医辨证的基础上加上1～2味针对“病”的专药，治疗上往往能起到事半功倍的作用。

此外，随着时代的发展，医学知识的普及，医患之间的相互沟通，也要求临床医师既能明确告知西医的病名及病理机制，又能清楚地解释中医对疾病的认识。

以上这些临床需求都是要求病证结合的其中之意。

2. 辨证为纲，求机为目，纲举目张

辨证是论治的前提，辨证的过程，就是对疾病的诊断过程。中医辨证的方法很多，张师首重八纲辨证，因其能归纳疾病的部位深浅、寒热病性、邪正虚实和阴阳属性，堪称各种辨证方法的总纲。无论外感疾病还是内伤杂病，证候的定位是辨证内容的基本要素之一，因此在八纲辨证的基础上，还需结合脏腑辨证，如果要进一步分析疾病的具体病理变化，最终也必须落实到脏腑这个基本点上。因此，八纲辨证是各种辨证手段的基础，而脏腑辨证是其中的核心内容。其他如六经辨证、卫气营血辨证、三焦辨证、方证辨证、经络辨证等，都各有特点，临床可结合应用。

病机是指疾病发生、发展和变化的作用机制。通过对四诊所得的资料进行系统分析、归纳，推断疾病的病因、病位、病性及发展、转归，这就是提炼病机的过程，同时也是形成证型的重要步骤。病机能反映疾病某个阶段的主要矛盾或矛盾的主要方面。同一个患者可能有两个或两个以上的病机同时存在，面对这样的复合证，如何分清主次，辨明轻重，洞察各证之间的关系，非常考验医师中医理论知识的功底和实践水平的高低。

因此，张师认为通过各种辨证方法审证求机，是认识疾病的必要步骤，是立法选方的前提，如能抓住这一关键点，就能为论治疾病起到纲举目张的作用。

3. 先抓主症，再审舌脉，四诊合参

辨证首先要抓主症。主症是疾病最主要的症状或体征，也是患者最希望解决的关键问题。抓住主症，对辨证能起到事半功倍的作用。

主症类同于主诉，但不完全等同于主诉，是疾病本质病理变化的外在表现。即“有诸内，必形诸外”。它可以是一个症状，也可能由若干症状组成。张师认为抓主症需要注意以下三点：

（1）主症不必悉具

《伤寒论》中的“但见一证便是，不必悉具”，是抓主症的一条重要原则。从伤寒六经病来说，六经病提纲都可以归属主症的范围，但根据上面的条文结合临床实际来看，也不必拘泥主症的完整性。如《伤寒论》第13条“太阳病，头痛发热，汗出恶风，桂枝汤主之”，从中可以看出桂枝汤证包括头痛、发热、汗出、恶风这四个症状，但如能从其“汗出”“恶风”两大症状入手也能解决很多问题，因此也可以认为“汗出”“恶风”是桂枝汤的主症。小柴胡汤证有七大症状，有人认为单一“口苦”症状就可以作为应用小柴胡汤治疗的主症之一。

（2）删繁就简

抓主症的难点，一是患者主诉多，理不清头绪，如躯体化障碍、疲劳综合征等，症状多样，不具有特异性；二是合并有多种疾病，病情复杂，如高血压合并糖尿病、肾功能不全等，涉及多个系统，需要明确最主要的疾病；三是病情危重，如肝硬化腹水伴上消化道出血、多器官功能衰竭等，病情复杂且严重，需要尽快明确主症。这就要求我们删繁就简，抓住主要矛盾。

（3）四诊合参

能够反映证候本质的主症大多具有唯一性，但也有两两相似，或症状繁多难以分辨之时，这就需要细心辨析，四诊合参，若辨之不明，仓促投方，必然失之毫厘，谬以千里。

当主症不明时，就要结合舌诊和脉诊。察舌辨脉是四诊中不可或缺的重要组成部分，舌脉承载着丰富的生命信息，其表现也是主症的一部分。望闻问切虽有“神圣工巧”之别，临床意义也有所不同，但由于病情的复杂性和多变性，提示我们要以客观的态度对待四诊。如疾病性质有寒热、虚实真假之异，临床就有舍症从脉、舍脉从症之别。方证对应的辨证方法还经常用到腹诊。总之，四诊合参为“抓主症”提供了充分的手段，其目的就是求得精准的、个体化的证候或方证，为立法论治提供科学的依据。

4. 凭证选方，方证相对，损益有度

辨证过程完成之后，再根据病机确定治则、治法，也即法随证出，如热者寒之，实则泻之。当然临床上所遇往往并非单一的病机，对于存在复合病机的患者，当分清主次轻重，或寒温并用，或消补兼施，俱当从其病机而定。法既明，则主方呼之欲出，此即凭证选方、方从法出，再根据具体情况随症加减。值得注意的是，每一首方剂都有相对应的主症，根据这些主症来选取方剂，才能取得显著疗效，这就要求我们尽量做到"方证相对"。

方证相对是指一首方剂的药味组成及其配伍关系与其主治病证的基本病机或病理环节间具有高度的针对性或相关性。运用"方证相对"的理论，可以从以下三个方面入手：一是有是证用是方。在熟悉理解中医经典原文的基础上遵循"有是证用是方"的原则，值得强调的是"有是证"的"证"是指主证，即病机。二是掌握病机用经方。临床上患者的证候千变万化，往往一症之异就会与经典原文论述的病机有所不同，从而导致选方不够确切。对某一症的忽视就可能无法达到理想的效果，因此不能教条地拘泥经典原文，必须掌握病机而后运用经方。三是证候引申扩充经方应用。以生理、病理、病因、病机为基础，将经方的主治证候进行引申，扩大原方的适应证，其症看似不同，其病理实是相同，就可以选用同一个方剂治疗。

损益有度是指主方确定后药物的加减要遵循一定原则。首先针对兼证、夹杂证的用药、用量的增减，不能变更主方的主次关系。《伤寒论》中桂枝汤、小柴胡汤等经方的加减变化，已经为我们明确了规矩和准绳。其次是"专药"的应用要符合辨证论治的原则，这包含两个层面，一是在辨证论治的基础上加用有对症治疗作用的"专药"，如痛风一证可有湿热和寒湿的不同，相应地可选用四妙丸或麻黄附子细辛汤作为主方，在此基础上选择能促进尿酸排泄的土茯苓、萆薢、晚蚕沙、威灵仙等"专药"，就能起到事半功倍的作用。二是指根据药物的性味归经、功效机制辨证加用"专药"。现代药理研究表明，黄芪、天花粉、黄连等药物均有降血糖作用，如对以气虚为主的糖尿病患者加用黄芪，对阴虚为主的患者加用天花粉，对胃热炽盛的患者加用黄连，不但能加强主方的降糖作用，而且能减少诸如"温补上火""凉润致泻""苦寒伤胃"等不良反应的发生。

（刘芳洁）

第二节 学术观点

张师学术观点的形成来自积年累月的临床实践和勤求博采的思考体悟。张师强调在日常诊疗的“真实世界”中发现问题，通过阅读经典、先贤的著作以及现代的研究文献，寻找解决问题的正确答案和具体方法，从中进行专业理论提炼，最后完成从理论到实践，再从实践到理论的知识升华。现简要介绍张师对糖尿病、慢性结肠炎、肺结节等疾病的学术思考。

1. 糖尿病以脾气虚为本，勿忘行气活血

张师在研究生阶段师从国内伤寒名家广州中医药大学熊曼琪教授，秉承导师在糖尿病及其并发症诊治方面的学术思想——脾虚是消渴病的重要病机，工作后进一步探索，不但重用黄芪（用量一般为30～120g）治疗具有脾虚或气阴两虚证的糖尿病患者，取得了较好的降糖和改善症状效果，而且在专业杂志上发表了“2型糖尿病脾气虚证与CD16＋CD56、CD25表达关系的初步探讨”一文，认为2型糖尿病脾气虚证患者存在着不同程度的CD16＋CD56、CD25表达水平紊乱，且两者有一定的内在联系，黄芪不但能显著改善脾气虚症状，而且对CD16＋CD56、CD25表达水平紊乱有一定的调节作用，从而初步揭示了黄芪治疗糖尿病的作用机制，为临床诊治糖尿病提供了科学依据。此外，张师还开展了行气活血法治疗糖尿病的临床和实验研究，发现气滞血瘀在2型糖尿病的发生发展过程中占有重要的地位，行气活血法和活血化瘀法均有抑制血小板活化、降低血小板黏附和聚集、改善内皮细胞分泌的功能，但前者强于后者，“加味桃红四物汤”能更好地改善患者的血瘀症状，初步证实了中医学“气行则血行”的理论有一定的物质基础。本项目在国家核心期刊发表论文3篇，并获2008年“浙江省中医药科技创新三等奖”。

2. 结肠炎不乏寒热错杂，亦需重视肝郁

慢性非特异性溃疡性结肠炎是一种原因不明的以结肠炎症为特征的疑难疾病，属于中医学“久泄”和“休息痢”的范畴，既往的治疗多侧重于脾虚、肾虚、湿热、寒湿的病机来立法选方，有时效果不尽如人意。通过多年的摸索、思考，张师认为本病多呈慢性经过，久病之后，一方面邪气因郁滞日久损伤正气，另一方面正气不足易为外感、饮食、情志所伤，故临床上常呈现本虚标实的证候，如脾胃气虚并见湿热内蕴，或兼夹气滞血瘀，或为肝郁脾虚，或阳虚兼寒湿等。此外，久泻不愈，脾阳受损，脾病及肾，可导致脾肾阳虚，如再为外感、饮食、情志所伤，可湿郁化火，或辛燥助热，或肝郁化火，两者相合，寒热错杂诸症纷起，因此临床最多见虚实互见、寒热错杂之候，所以常用半夏泻心汤加减以辛开苦降、寒热并调、泻实补虚取效。通过对162例住院慢性非特异性溃疡性结肠炎患者进行辨证分型回顾分析发现：虽然寒热错杂证是最常见的证型，但肝气郁结在其发病中也占有重要的地位。针对这种情况，张师将基本方在半夏泻心汤加减方的基础上适当进行了调整，增加了可以疏肝理气并有治痢之功的“八月札”，命名为“加味半夏泻心汤”，其组成为党参、黄芩、制半夏各9g，干姜6g，制大黄9g，黄连、炙甘草各6g，八月札12g，显示了更好的临床效果。该课题被省厅立项。

张师曾治疗一溃疡性结肠炎患者，每天解黏液脓血便十余次，在上海等地多家医院辗转诊治近2个月，花去医药费数千元，痛苦不堪，慕名求治，服用“加味半夏泻心汤”5剂后，症状基本消失，患者和家属送锦旗表示感谢。

3. 外感内伤显六经病证，首选方证对应

伤寒名家熊曼琪教授对《伤寒论》条文的熟悉达到了张口能吟的程度，用经方治疗外感内伤杂病，尤其是治疗糖尿病具有丰富的经验，主张“抓主证”“扣病机”运用经方，张师在侍诊期间深受影响；在跟随国家级名老中医冯昌汉先生查房、抄方、经验传承研究的过程中，张师进一步感受到经方使用得当，确能起到效如桴鼓的作用；后来读到胡希恕老先生的《经方传真》，对“方证对应”思想有了更深的理解，认识到方证对应是张仲景等古代医家在长期临床实践过程中创立起的，是对六经辨证理论的补充和发展，能正确指导临床辨方证、求实效。张师认为，方证对应不是简单的方和证的“对号入座”，而是涵盖了方与证、药与证的严格对应，即寒、热、虚、实、表、里、气、血之间的对应；中医所有的辨证方法和理论，最终都要落实到方证对应；方证对应是中医所有辨证方法的“尖端”。受先

贤影响，张师近十年来临床无论外感、内伤，如见六经病表现，就会首选经方治疗，习用方证有桂枝汤及类方、小柴胡汤及类方、诸泻心汤、白虎汤、承气汤及类方、真武汤、乌梅丸等。

张师曾治疗一例松果体肿瘤手术伴放疗后尿崩症患者，用西药去氨加压素等效果不显来就诊，症见口渴、多饮、多尿，日夜饮水6000mL以上、饮一溲一，舌淡胖，苔薄白，脉沉细。先后用五苓散加味、金匮肾气丸、济生肾气丸等不效，后追问病史，患者还有比较明显的心烦、腹中冷、大便不成形，考虑为上热下寒，乃用乌梅丸取效。

4. 肺结节习用分证论治，不囿抗癌解毒

近十几年来，肺癌在恶性肿瘤中的发病率一直高居榜首，导致人们谈"肺结节"色变，张师团队在医院肺癌研究中心的协助下，发挥中医所长，对部分肺小结节患者进行临床观察，根据患者舌苔、脉象和症状，结合西医对肺磨玻璃结节分型，把肺结节分为痰热蕴肺型、痰瘀互结型、痰热酿毒型进行分证辨治，分别采用清热化痰、宣肺肃肺、化瘀解毒、软坚散结等方法，收到了较好的效果。初步统计42例门诊患者，有效率（结节缩小大于10%以上，包括完全消失）大于70%。体会到中医治疗肺结节，不能一味使用清热解毒和抗肿瘤的药物，还须"观其脉证，知犯何逆，随证治之"，方能取得良好效果。在此基础上张师团队研订"宣肺散结汤"作为底方进行临床观察，课题已列入"浙江省中医药科技计划"，正在深入研究中。

张师曾诊治一患者，诉体检发现肺部结节近1个月，曾行阿奇霉素分散片抗炎2周，复查肺部CT示：左下肺实性结节，直径11mm，由本院肺结节专家联合门诊介绍来就诊。刻下：偶有咳嗽，少痰色白、能咳出，无发热，无胸闷气急，舌偏红苔薄白腻，脉弦滑。患者有吸烟史20余年。证属痰热蕴肺、肺失宣肃，治拟清热化痰、宣肺肃肺。方选麻杏石甘汤加味，药用麻黄6g、苦杏仁9g、石膏30g、甘草6g、桔梗6g，浙贝母9g、连翘12g、鱼腥草30g、羊乳30g。每月服用14剂，3个疗程后复查肺部CT，结节缩小至直径0.9mm。继续按照上述方法服用3个疗程，复查肺部CT结节已经基本吸收。

5. 外感疫病湿毒为患，可法先证而治

冬春季流感属中医"疫病"范畴，多数患者预后良好，但少部分患者

可发展为重症或危重症，如何使轻症不转为重症、重症不转为危重症，是医师需要面对的重要课题。张师根据文献资料，结合自己的临床经验认识到：冬春季流感都是“染易为病”；初期表现为发热，或不发热，咳剧或少咳，痰少而黏，苔厚腻，提示具有湿浊疫毒侵犯肺卫的共性；由于外感疫毒，夹风、湿、寒邪从口鼻而入，侵袭人体卫表、肺系，大部分患者可以从表而解，少部分患者由于体质虚弱、基础病复杂，邪气在体内进一步传变，或郁而化热，或化燥伤阴，或久病结瘀，变生他病，导致伤气、伤阴、伤阳，甚者有阳亡阴脱之变，以致危及生命。因此，临证不可拘泥于六经和卫气营血的机械传变顺序，当视患者病情采用先证而治、扭转截断，宣肺透邪、通阳化浊，泻肺透热、辟秽化浊等方法，以防止疫毒弥漫三焦，或耗血动血，甚则内闭外脱等不良后果。

张师曾治一患者流感高热 9 天，西药治疗无效，需要高频吸氧，辨证为疫毒犯肺，肺气闭郁，兼夹瘀血和湿浊为患，在麻杏石甘汤、千金苇茎汤清肺化痰的基础上，遵叶天士思想，认为疫毒秽浊之气，经口鼻而入，通过三焦，容易入膻中、干心包，还容易迫血妄行，选犀角地黄汤合金银花、连翘仿清营汤透营转气，凉血活血，清热解毒，最终得以截断病势，扭转危局，10 天后治愈出院。

在多年的临床实践与学术研究中，张师以其深厚的中医理论功底和丰富的临床经验，为我们展示了中医临证的独特魅力和卓越疗效。他不仅在糖尿病及其并发症、脾胃病、神志病、肺系病、恶性肿瘤等疾病的中医治疗和研究领域取得了一定的成绩，更在病证结合、证机关系、抓主证和处方加减等方面提出了许多创新性的见解。他以坚定的文化自信奋力谱写中医药传承创新发展新篇章，他的临证经验和学术观点将继续影响和激励着我们不断前行，为中医事业的发展贡献更多的智慧和力量，为人类健康福祉作出更大的贡献！

（刘芳洁）

第三章 医论医话

《伤寒论·序》曰："余每览越人入虢之诊，望齐侯之色，未尝不慨然叹其才秀也。"仲圣尝有这样的感叹，我们所获得的一鳞半爪的经验体会，实在难以示人，好在现今国运兴盛、学术昌明，期望可以与同道共同切磋，起到些许抛砖引玉的作用。

第一节　糖尿病探究与实践

糖尿病是现代社会的常见病，近年来，该病的患病率仍在不断上升，2013 年至 2019 年，我国糖尿病的患病率已从 10.9%增长至 12.4%（《中国糖尿病防治指南（2024 版）》），但 20 世纪 90 年代初，该病的患病率尚未达到如此之高的水平，导师熊曼琪教授敏锐地预测到其发病趋势，指导我们读经典、用经方，从经方中挖掘中医药诊治糖尿病的宝贵经验，并运用现代科学技术手段阐释其作用机制，取得了颇为丰硕的成果。本人在研究生毕业重返临床一线工作后也不忘初心，一直在中医药防治糖尿病及其并发症的道路上耕耘笃行。

一、中药降糖机制的研究现状与反思❶

自从我们团队在国内提出“中药的降糖机制是多途径、多因素的综合作用[1]”的观点以来，经过十多年的深入研究，这个观点不仅被越来越多的同行所接受，也被不断进行的研究所证实。但为了更好地揭示中药治疗糖尿病的内在本质，对现有的研究结果进行总结和反思是必要的。

1. 进展与现状

综合所阅文献，目前对中药降糖机制的研究主要涉及以下几个方面：

（1）改善胰岛细胞功能，促进胰岛素分泌

糖尿病（DM）是一组由遗传和环境因素相互作用，导致胰岛素分泌绝对和相对不足以及细胞对胰岛素敏感性下降，而引起糖、脂肪、蛋白质、水、电解质等一系列代谢紊乱的临床综合征，其以高血糖为主要标志。胰岛素是胰岛β细胞分泌的体内唯一直接调整血糖的激素，它通过与靶细胞上的受体结合，引起一系列受体后信号传导。通过激活的葡萄糖转运子把葡萄糖运入细胞内进行氧化代谢，是维持血糖正常的重要激素，其分泌绝对和相对不足会导致糖尿病，中药可以通过不同的方式促进胰岛素的分泌。

① 直接刺激胰岛β细胞分泌胰岛素。胡芦巴乙醇提取物引起大鼠胰岛素浓度增加的实验提示其机制是由于对胰岛β细胞的直接刺激作用。胡芦巴提取物中存在能直接刺激胰岛素分泌的物质即4-羟基异亮氨酸，其主要作用于胰岛β细胞膜的K^+通道[2]。

② 保护、修复胰岛β细胞，增加血清胰岛素的含量。我们早期用加味桃核承气汤治疗链脲佐霉素（STZ）诱导的糖尿病大鼠，发现加味桃核承气汤具有降低空腹血糖值、增加血清胰岛素含量的作用。光镜下观察模型组大鼠胰岛β细胞明显肿胀，胞浆减少，细胞排列稀疏，紊乱不均，可见大小不等的空泡变性，细胞核大小不等；而加味桃核承气汤治疗组大鼠的胰岛β细胞形态结构基本接近正常，肿胀减少，空泡变性减少，提示其主要通过保护、修复胰岛β细胞而增加血清胰岛素浓度。生地黄、黄连水煎液对四氧嘧啶诱导的糖尿病小鼠胰岛β细胞也起到类似的作用[3]。

---

❶ 本文撰写于2002年，目前中医治疗糖尿病作用机制的研究更加深入，但文中提及的问题仍不同程度存在，因此未作修改收录在此，敬请读者指正！

③ 防止胰岛β细胞的凋亡，促进胰岛素分泌。宋福印等人[4] 用“消渴停”治疗 STZ 糖尿病大鼠模型，并与“消渴丸”组对照发现，“消渴停”可以显著降低血糖，增加血胰岛素浓度，与细胞凋亡有关的 Fas 相关死亡结构域蛋白（FADD）阳性表达率较模型组显著降低（$P<0.01$）；其降糖机制主要是抑制 *Fas* 基因诱导的胰岛β细胞凋亡，刺激正常胰岛β细胞分泌胰岛素，促进胰岛β细胞再生。而“消渴丸”组没有预防胰岛β细胞凋亡和促进胰岛β细胞再生的作用，其降糖机制仅限于刺激正常或未凋亡的胰岛β细胞分泌更多的胰岛素。

④ 改善胰岛细胞功能，抑制胰高血糖素分泌。胰高血糖素是一种促进分解代谢的激素，具有很强的促进糖原分解和糖异生作用，胰高血糖素分泌增加也是导致糖尿病患者血糖升高的原因之一。我们用加味桃核承气汤治疗 STZ 诱导的糖尿病大鼠，发现它不但能促进胰岛素分泌，而且能降低胰高血糖素含量，光镜下也观察到治疗组胰岛的其他内分泌细胞也有一定的修复作用。说明加味桃核承气汤不仅能够通过促进受损的胰岛β细胞的功能恢复和再生，使内源性胰岛素分泌增加，而且能够改善胰岛α细胞功能，使胰高血糖素分泌减少，产生降血糖作用。此后，尚文斌等人[5] 在用“糖渴清”治疗四氧嘧啶糖尿病大鼠的研究中也有类似的发现。

（2）增加胰岛素的敏感性，改善胰岛素抵抗

2 型糖尿病发病的重要基础之一便是胰岛素抵抗（IR），即靶细胞对胰岛素的敏感性下降，需要更多的胰岛素才能维持正常的血糖浓度。起初胰岛β细胞可以代偿性地增加胰岛素的分泌量，但随着代偿机制的丧失，就会表现出高胰岛素血症、高血糖症状，而发生 2 型糖尿病。目前已发现一些中药可以通过不同途径增加胰岛素的敏感性，改善 IR。

① 增加胰岛素受体数目及胰岛素与受体的结合力来提高胰岛素的敏感性。胰岛素与其受体的结合是其发挥降血糖作用的第一步，如果受体数目减少或亲和力下降将导致 IR。加味桃核承气汤治疗 STZ 糖尿病大鼠，在空腹血糖下降 36％的同时，其肝细胞膜高亲和力胰岛素受体数目明显增加并接近正常，低亲和力胰岛素受体数目亦有所上升，提示其通过增加靶细胞胰岛素受体数目，改善靶细胞对胰岛素敏感性，从而使 IR 减轻。“三消饮”（人参、黄芪、生地黄、茯苓等）对肾上腺素高血糖大鼠和四氧嘧啶糖尿病

小鼠都有明显降血糖作用，其可增加 18 月龄小鼠骨髓细胞的胰岛素受体数目，降低大鼠脑肾上腺皮质激素受体的最大亲和力和受体亲和常数[7]。

② 影响胰岛素受体后信号传导，增加胰岛素敏感性。熊曼琪等人[6,8]用加味桃核承气汤对 STZ 和高热量饲料诱导的 2 型糖尿病大鼠治疗发现，其可明显降低 STZ 大鼠空腹血糖、血胰岛素、摄食量、饮水量，提高胰岛素的敏感性，增加肝细胞释放的抑制腺苷酸环化酶活力的胰岛素受体量，提高基础的和胰岛素刺激的大鼠脂肪细胞葡萄糖氧化能力，提示加味承气汤可使受体后胰岛素抵抗减轻。鲁瑾等人[9]用黄芪煎剂预先给大鼠灌胃 1 周，可使外源性肿瘤坏死因子（TNF-2）所致的 IR 大鼠的胰岛素敏感性 K 值明显升高，高胰岛素血症及降低的组织糖原明显改善，提示黄芪对外源性 TNF-2 所致的 IR 有明显的预防作用。TNF-2 可能通过多种途径产生 IR，它可以抑制胰岛素受体酪氨酸激酶的活性，抑制胰岛素受体底物-1（IRS-1）的活性，以及通过靶细胞膜上葡萄糖转运蛋白-4（GLUT-4）的量减少、活性降低等方法来产生 IR。因此，推测黄芪能通过增加胰岛素受体、受体底物、GLUT-4 等的数量或活性来改善 IR，降低血糖。

③ 通过骨骼肌纤维组成成分的变化来增加胰岛素的敏感性。王凌等人[10]用参地降糖颗粒对高果糖诱导的 IR 大鼠进行实验发现，其可显著增加胰岛素敏感性指标 M 值，同时可改善骨骼肌纤维组成，显著提高Ⅰ型骨骼肌纤维和减少Ⅱ型骨骼肌纤维，提示其对 IR 的改善是通过对骨骼肌纤维组成成分的改变而发挥作用，其机制主要为Ⅰ型骨骼肌纤维含肌球蛋白，具有高氧化、低酵解的代谢特点，含丰富的毛细血管，与胰岛素结合力强，因而其有较强的糖摄取利用能力。而Ⅱ型骨骼肌纤维与之相反。

④ 通过增加靶组织 GLUT-4 的含量来增加胰岛素的敏感性。GLUT-4 的主要功能是在胰岛素增高条件下使葡萄糖摄入迅速增加，对维持血糖内稳态有着重要作用[11]。GLUT-4 的表达减少可以产生 IR。钱东生等人[12]用山茱萸乙醇提取液治疗 2 型糖尿病大鼠。发现其可以使非胰岛素依赖型糖尿病（NIDDM）或 T2DM 大鼠骨骼肌 GLUT-4 mRNA 表达明显上调，蛋白表达也明显增加，提示其有改善胰岛素抵抗的作用。

（3）促进外周组织和靶器官对糖的利用

张冰等人[13]发现菊苣胶囊可以显著地降低肾上腺素高血糖小鼠模型的

血糖含量，并能显著地增加肝糖原的贮存，减少肝糖元分解，提示其降糖机制与胰外途径，特别是与增加肝糖原贮存、减少肝糖原分解相关。五子衍宗丸可明显缓解STZ致糖尿病大鼠“三多一少”症状，降低血糖、胆固醇、甘油三酯水平，显著提高肝糖原含量，促进肝糖原恢复至正常水平，其机制与增加肝细胞对糖的摄取、加速糖原合成有关[14]。

（4）延缓肠道对葡萄糖的吸收

通过延缓肠道对葡萄糖的吸收而降低血糖。沈忠明等人[15]研究发现中药五味子、虎杖等能极强地抑制α-葡萄糖苷酶的活性，提示它们可以竞争性抑制小肠上皮刷状缘上该酶的活性而延缓肠道对糖的吸收，起到降糖的作用。

2. 问题与反思

中医药治疗糖尿病通过多途径多环节发挥作用，作用机制研究取得一定成果，但也存在一些问题，如实验动物模型单一，不能体现中医证候的差异，缺乏造模周期与糖尿病病程发展相关性研究；临床观察例数较少，各项研究几乎均在取得一定临床疗效的基础上揭示其在某些方面可能的作用机制，并几乎无一例外地取得成功，但缺乏大样本前瞻性研究；研究设计简单，重复较多，对中医辨证用药与各作用机制的关系不明确，证候本质不清，尚难以揭示中医药的整体作用机制，如要指导临床实践仍存在一定的困难。

针对上述问题，我们认为进一步研究应关注：应用多种实验方法进行动物造模，重视造模周期与糖尿病发病的关系，并进行病证结合动物模型的大胆探索；加强临床前瞻性大样本研究，遵循随机、对照、盲法等循证医学原则进行科研设计；应用现代科技手段，特别是分子生物学技术手段，从分子水平整体揭示中药的多靶点作用，并尽可能引入证的概念，揭示证的本质差异，以期明确中医证型与作用机制的相互联系，有望突破疗效限制的“瓶颈”。

二、加味桃核承气汤治疗糖尿病的基础研究

加味桃核承气汤是广州中医学院（现广州中医药大学）第一附属医院糖尿病专科研制的糖尿病治疗专方，具有益气养阴、活血祛瘀、润肠通下

的功效，82 例临床对照观察结果表明：本方对 2 型糖尿病有类似“优降糖”的降糖效果，与“优降糖”组比较 $P>0.05$，总有效率为 85%。为了阐明本方的降糖机制及其对脂质代谢紊乱的影响，我们在此基础上进行了实验研究，并得出以下结果：

1. 加味桃核承气汤能促进糖尿病大鼠胰岛内分泌细胞的修复，改善胰岛素和胰高糖素的分泌水平[16]

中医学没有糖尿病的病名，但据其临床表现与消渴病基本一致。近年来随着糖尿病发病率的升高，对其病理机制的研究也日趋深入。目前已有很多资料表明，糖尿病的基本病理机制是“气阴亏损”“瘀血阻滞”，并且在本病的发生发展过程中，常可累及胃肠道，使其运动功能或张力减弱，其中最常见的症状是便秘。中医学对此有一定的认识，认为阴液亏损、燥实内结可致便秘。在本方的临床对照观察中也发现 82 例 2 型糖尿病患者，有便秘者 42 例，占总数的 51.2%。加味桃核承气汤就是基于以上认识设立的。

2 型糖尿病（T2DM）的发病机制主要为胰岛素分泌不正常和胰岛素抵抗。前者主要表现为胰岛素分泌的相对不足，其特征为 β 细胞分泌和释放胰岛素功能较相应体重者低而且迟缓；后者表现为胰岛素受体和受体后缺陷，且血液循环中存在着对抗胰岛素的激素。根据 Unger 的二元学说，这种激素主要是胰高血糖素。因此我们选择空腹胰岛素、胰高血糖素，以及对胰岛的组织形态学进行观察，初步探讨本方的降糖机制。

实验结果表明：加味桃核承气汤能降低糖尿病及正常大鼠的空腹血糖浓度，但并不能使糖尿病大鼠的血糖恢复到正常水平；对糖尿病大鼠的内源性胰岛素分泌有促进作用，并且能抑制胰腺分泌胰高血糖素；还能促进胰岛内分泌细胞的修复，增加胰岛素分泌能力。据此我们认为加味桃核承气汤的作用机制是通过益气养阴、活血祛瘀、润肠通下的协同作用，改善了机体胃、肠、胰系统的功能，调整了内分泌失调和代谢紊乱，推陈致新，安和五脏，使机体阴阳渐趋平衡，从而影响胃肠道激素的分泌，促使胰岛功能的改善，内源性胰岛素分泌增加，胰高血糖素分泌减少，加速糖原合成，抑制糖原异生，达到降低血糖的目的。由于 STZ 糖尿病大鼠类似于 1 型糖尿病（T1DM），因此我们推论本方不但可用于 T2DM，对 T1DM 也应该有一定的降糖作用。

2. 加味桃核承气汤对糖尿病大鼠脂质代谢有良好的调节作用[17]

自从胰岛素和抗菌素问世后，糖尿病患者死于酮症和感染的情况已明显减少，多数患者死于心血管并发症。大量的资料表明，脂质代谢紊乱是引发心血管并发症的主要因素之一，其中最常见的是动脉粥样硬化。

血脂异常，尤其是低密度脂蛋白胆固醇（LDL-C）的异常，与动脉粥样硬化的发病机制密切相关。糖尿病患者由于胰岛素分泌的绝对或相对不足，使体内脂肪合成减慢，分解加快，血浆脂质增多，形成高脂血症，升高的血脂进入血管壁，损伤动脉内膜，内膜层被巨噬细胞侵入，使内膜下平滑肌细胞增生，大量脂质黏着、积聚，从而形成动脉粥样硬化斑块。胰岛素缺乏或胰岛素抵抗，能降低脂蛋白酯酶和肝酯酶的活性，使高密度脂蛋白胆固醇（HDL-C）生成减少，清除增加，或 HDL-C 发生非酶促糖苷化，加速 HDL-C 分解，最终都会导致 HDL-C 减少。HDL-C 能摄取动脉壁和其他周围组织中的胆固醇，并将其运至肝脏分解，所以它具有抗动脉粥样硬化的作用。

高脂血症与糖尿病的“血瘀”证有一定的内在联系，高脂血症可以使血液黏稠度增高。因此，我们考虑从控制糖尿病病情和改善糖尿病的“血瘀”状况入手，观察加味桃核承气汤对脂质代谢紊乱的影响。此外，还用动脉硬化指数来评价其对动脉粥样硬化的预防作用。

加味桃核承气汤是本科自行研制的 2 型糖尿病治疗用方，在临床观察已取得一定疗效的基础上，我们进行了实验研究，试图通过动物疾病模型来验证本方的降糖作用，观察本方对脂质代谢的影响。实验结果表明：加味桃核承气汤能降低糖尿病大鼠的血糖水平，提示本方对糖尿病大鼠病情的控制有一定的作用。它还能降低糖尿病大鼠的血清甘油三酯和总胆固醇的浓度，降低动脉硬化指数，但对 HDL-C 浓度的影响不显著，提示本方有纠正糖尿病大鼠脂质代谢紊乱和预防动脉粥样硬化的作用。因此我们认为本方的降脂机制，一方面是由于通过对糖尿病病情的控制，使血糖降低，胰腺分泌胰岛素的功能逐渐好转，胰高血糖素分泌减少，脂质代谢紊乱得以纠正；另一方面是由于本方的活血祛瘀、润肠通便的作用，使血液黏稠度逐渐正常，胃肠道对脂质的转运增加，达到降脂的目的。而本方预防动脉粥样硬化的作用，则是通过降低血中甘油三酯和总胆固醇浓度来达到的。

三、 2型糖尿病脾气虚证与CD16+CD56、CD25表达变化的相关性研究[18]

近年的研究表明，2型糖尿病也存在着体液和细胞免疫功能的异常，而脾气虚在大部分2型糖尿病患者的发病过程中起着重要作用。关于2型糖尿病脾气虚证与细胞免疫的关系，以往有从T淋巴细胞转化功能方面进行研究的，但尚未见与CD16+CD56、CD25表达之间关系的研究报道。我们采用流式细胞技术检测2型糖尿病脾气虚证患者的CD16+CD56、CD25表达，以探讨2型糖尿病脾气虚证与CD16+CD56、CD25表达的关系，为糖尿病的辨证分型寻找一些客观指标。

1. 糖尿病与脾气虚证

中医辨治糖尿病向来以“阴虚燥热”立论，近年来随着对糖尿病病因病机探讨的逐步深入，有较多学者认为“脾气虚”在糖尿病的发病过程中占有重要地位。如熊氏认为脾气虚弱与糖尿病的发病病机密切相关，脾气虚证是其主要证候之一；钱氏等认为糖尿病的多种病因都可直接或间接地损伤脾脏，使脾失健运，不能散精布液，从而导致糖尿病诸多症状的发生，同时用益气健脾的治疗方法可收到良好的疗效。我们对在观察期内收住院的79例2型糖尿病患者的症状进行分析，发现其中61例患者在病程的各个阶段都不同程度地存在着消瘦、神疲、乏力、舌淡胖有齿痕等症状，占总例数的75.9%，与国内有关报道相近。因此我们试图从这一具有一定普遍性的证候入手，探讨2型糖尿病脾气虚证与细胞免疫功能的关系。

2. 2型糖尿病脾气虚证与CD16+CD56、CD25表达的关系

目前研究认为2型糖尿病患者不但存在着胰岛素分泌的相对不足和胰岛素抵抗，而且还存在着体液免疫和细胞免疫的异常，其表现不仅有血清白介素-6（IL-6）、肿瘤坏死因子-α（TNF-α）的异常表达，而且也有T淋巴细胞功能的紊乱。CD16+CD56双表达可以反映自然杀伤细胞（NK细胞）的活性。NK细胞是机体非特异性免疫监视功能的主要细胞成分，它能分泌TNF-α、干扰素-γ（IFN-γ）等多种细胞因子，具有广泛的免疫调节作用。NK细胞受白介素-2（IL-2）的正向调节，它可持续表达低亲和力的白介素-

2受体（IL-2R），可在任何时间针对较高浓度的IL-2而出现反应。我们的观察表明，2型糖尿病脾气虚证患者的CD16+CD56表达水平低于正常对照组（$P<0.01$），说明存在着NK细胞功能低下的情况，从而导致糖尿病患者细胞免疫功能的紊乱。$CD25^+$细胞是白细胞介素-2受体（IL-2R）的α链，也是活化T淋巴细胞的标志，而IL-2是辅助性T淋巴细胞分泌的一种可溶性淋巴因子，能激活调节T细胞、B细胞、NK细胞和淋巴因子激活的杀伤细胞（LAK细胞），从而发挥免疫效应，但这种生物活性必须通过和mIL-2R的相互作用来完成。当血清中IL-2含量正常情况下，$CD25^+$细胞越多，与IL-2的结合率越高，免疫效应也越强。我们的观察发现，2型糖尿病脾气虚证患者CD25表达的水平高于正常对照组（$P<0.01$），从而打破了体内免疫应答的动态平衡，引起细胞免疫功能的紊乱。

3. 黄芪注射液对2型糖尿病脾气虚证患者的治疗效果

为了进一步观察2型糖尿病脾气虚证与CD16+CD56、CD25表达之间的关系，我们对空腹血糖控制在7mmol/L以下的12例糖尿病脾气虚证患者，采用黄芪注射液治疗，也取得了阳性结果的苗头，初步结果表明：黄芪注射液不但能显著改善脾气虚症状，而且对CD16+CD56、CD25的表达水平紊乱也有一定的调节作用，但差异还没有显著性意义（$P>0.05$）。黄芪具有仅次于人参（包括党参）的健脾益气功效，只是由于积累的病例数较少，疗程较短，尚难以真正说明它们之间的内在联系。但这已经为揭示大剂量黄芪治疗糖尿病的作用机制提供了一些可喜的苗头。

以上的研究提示，2型糖尿病脾气虚证患者存在着不同程度的CD16+CD56、CD25表达水平紊乱，且两者有一定的内在联系，但由于病例数较少，能否作为反映糖尿病脾气虚证特异性较强的客观指标，有待今后更深入的研究。

四、行气活血法和活血化瘀法治疗2型糖尿病的比较研究[19,20]

现有的研究表明，血瘀证贯穿糖尿病的始终，行气活血法治疗糖尿病也早已被临床应用，但比较行气活血法和活血化瘀法对糖尿病血瘀证的疗效却鲜有报道，我们通过临床观察、实验研究，初步探讨了在糖尿病治疗过程中两种方法疗效的差别及作用机制，取得了以下结果：

1. **两法治疗糖尿病血瘀证的疗效比较**

(1) 瘀血在糖尿病发病中的地位

近年来许多研究证实，瘀血是影响糖尿病发生发展的一个重要机制。如熊曼琪教授认为，2 型糖尿病是一种慢性终身性疾病，久病必瘀；无明显并发症时，患者的舌象、舌下静脉、血液流变学及微循环已显瘀血征象，当合并多种慢性并发症时，多伴有明显的瘀血征象。其发病机制是因为发病早期，燥热炽盛，伤津灼血，血脉涩滞，且血受热灼，易于壅塞，使血脉运行不利而形成瘀血；迁延日久，气阴两虚，气虚无力推动血行，阴虚脉道不充，则更易导致瘀血阻滞；瘀血一旦形成，即成为新的致病因素，从而酿成多种慢性并发症。陈长青则认为，患有糖尿病时，机体处于高血糖状态，形成高糖利尿、血液浓缩、血液成分功能改变，出现高凝状态，血流缓慢，脂质沉着，微循环障碍，从而形成血瘀证。因此可以认为，瘀血既是糖尿病的病理产物，又是产生糖尿病多种慢性并发症的重要因素，在糖尿病的发生发展过程中占有重要的地位。

(2) 行气活血法与活血化瘀法在糖尿病治疗中的作用

运用行气活血法和活血化瘀法治疗糖尿病早已有之，如祝谌予先生用“降糖活血方”治疗糖尿病血瘀证，取得了良好的效果。中医学关于“气”与“血”关系的理论认为，气为血帅，气能行血。血不能自行运行，有赖于气的推动；气行则血行，气滞则血瘀。因此我们推测行气活血法较单纯的活血化瘀法在糖尿病的治疗中应具有更好的作用。桃红四物汤出自《医宗金鉴·妇科心法要诀》，是活血化瘀的经典古方，现代研究证实具有抑制血小板聚集、改善血液流变性、扩张血管、降脂、抗炎等作用，因此，本研究将其作为活血化瘀法的代表方，在此基础上，按照方剂组方原则，增加两味以行气功能为主的药物木香、枳壳，作为行气活血法的代表方。研究采用血液黏稠度和血小板糖蛋白这两项指标，来比较行气活血法和活血化瘀法的疗效，是因为现有的研究已证实，血瘀证和血液黏稠度、血小板糖蛋白之间存在着良好的相关性，而血小板糖蛋白（CD62P、CD63）的阳性表达率可以特异性地评价血小板的活化程度。我们的研究结果表明，糖尿病血瘀证患者行气活血组的总有效率为 96.7%，高于活血化瘀组的 80%，差异有显著性意义（$P<0.05$）；全血黏稠度（低、中、高切）和 CD62P、

CD63 的表达率在行气活血法治疗后有明显降低，差异具有非常显著的统计学意义（$P<0.01$）；行气活血组与活血化瘀组治疗后的比较，血液黏稠度及 CD62P、CD63 表达率，前者均低于后者，差异也具有显著性统计学意义（$P<0.05$）。

因此，我们认为行气活血法较活血化瘀法对糖尿病血瘀证，在改善临床症状、降低血液黏稠度和抑制血小板活化方面，具有更好的作用，这也说明中医学“气行则血行”的理论有一定的物质基础。

2. 两法治疗糖尿病气滞血瘀证的疗效比较

在前期对 2 型糖尿病血瘀证研究的基础上，我们开展了对 2 型糖尿病气滞血瘀证的研究，比较行气活血法和活血化瘀法对 2 型糖尿病气滞血瘀证患者血小板活化因子及血浆内皮素（ET）、一氧化氮（NO）的影响，进一步探讨行气活血法的作用机制，为提高临床疗效提供依据。

西医学的研究证实，30%～50%的糖尿病患者存在着不同程度的心理障碍，其主要表现为焦虑和抑郁，最终可导致血糖的波动和其他代谢的紊乱。这与中医学关于糖尿病（消渴病）的发病与“肝”有关的观点相符。黄元御在《四圣心源·消渴》中说“消渴者，足厥阴之病也。厥阴风木与少阳相火相为表里……凡木之性，专欲疏泄……疏泄不遂，则相火失其蛰藏”。在《素灵微蕴·消渴解》中又说：“消渴之病，则独责肝木。”高世栻在《医学真传·三消起于何因》中说：“消症生于厥阴风木之气，盖以厥阴下水而上火，风火相煽，故生消渴诸症。”因此糖尿病患者如情志不畅，可引起肝气郁结，气机阻滞，继而影响血液运行，导致气滞血瘀，在临床上除出现血糖波动外，还可表现为心情郁闷，多思多虑，或急躁易怒，胸闷胁痛，肢体麻木，甚则出现中风偏瘫等症状。由此提示气滞血瘀在糖尿病患者的病理机制中占重要地位。

行气活血法与活血化瘀法在 2 型糖尿病治疗中均有广泛的应用。桃红四物汤作为活血化瘀法的代表方；在其基础上，按照方剂组方原则，增加两味以行气功能为主的药物如木香、枳壳，作为行气活血法的代表方。研究采用血液黏稠度和血小板糖蛋白这两项指标，来比较行气活血法和活血化瘀法的疗效。现有的研究已证实，血瘀证和血液黏稠度、血小板膜糖蛋白之间存在着良好的相关性，而血小板糖蛋白 CD62P、CD63 及单克隆抗体

PAC-1 的阳性表达率可以特异地评价血小板的活化程度。研究结果表明，2 型糖尿病气滞血瘀证患者采用行气活血法治疗的临床疗效优于活血化瘀法（$P<0.05$）；血液黏稠度和 CD62P、CD63、PAC-1 的表达率两组治疗后均有降低，但治疗组（加味桃红四物汤组）降低幅度均大于对照组（桃红四物汤组）（$P<0.05$）。

ET 和 NO 是由血管内皮细胞分泌的具有相反生理功能的一对血管活性物质。ET 是迄今所知最强的缩血管多肽物质，NO 则具有舒血管作用，两者可以协同抑制血小板聚集和黏附。如 ET 和 NO 基础分泌失衡，可导致血管舒缩功能异常及血小板的聚集和黏附，促使高浓、高黏、高聚、高凝的血瘀证病理状态的形成。研究结果表明，两组治疗前后组内比较 ET 均有下降，而 NO 均有增加，但治疗后组间比较，治疗组（加味桃红四物汤组）ET 的下降幅度、NO 的增加幅度均大于对照组（桃红四物汤组）（$P<0.05$）。

综上所述，行气活血法和活血化瘀法治疗 2 型糖尿病气滞血瘀证，在改善临床症状、降低血液黏稠度、抑制血小板活化，以及调节 ET 和 NO 的分泌失衡方面均有作用，但行气活血法作用优于活血化瘀法。

五、经方治疗糖尿病心悟[❶]

糖尿病是临床常见病，当合并多种并发症时也会变成疑难病甚至危重症。经方是中医治疗糖尿病的常用手段，有良好的疗效。

（一）何谓“经方”

《中医词释》认为经方是指汉代以前的方剂，有三种观点：一是指《汉书·艺文志》经方十一家所载之方；二是指《黄帝内经》《伤寒论》《金匮要略》所载之方剂；三是指《伤寒论》《金匮要略》所载之方剂。《辞海》谓：“经方，中医学名词，古代方书的统称，后世称汉张仲景的《伤寒论》《金匮要略》等书中的方剂为经方，与宋元以后的时方相对而言。”还有学者认为，所谓经方，顾名思义，亦即经验之方，它是前人在医疗过程中久经实践反复验证的有效方剂。

---

❶ 2015 年省级继教班讲稿。

冯世纶秉承胡希恕先生的学术思想认为，经方是指一个医学体系，是指以仲景学说指导辨证论治的医学体系。其主要理论是基于八纲辨证，由八纲辨证发展为六经辨证。其特点是先辨六经，继辨方证，求得方证对应治愈疾病。经方创始于《神农本草经》和《汤液经法》，张仲景的《伤寒论》为其集大成者。

黄煌认为经方是经典方的简称，也是历代相传经验方的简称。他提出的“方-病-人诊疗模式”、经方方证体质辨证体系深受国内外中医同道推崇。

（二）经方治疗糖尿病举隅

1. 白虎加人参汤案

患者，男，48岁。2014年9月14日初诊。有糖尿病病史6年余，先后服用二甲双胍、格列齐特、伏格列波糖等，空腹血糖控制在7.5～9.5mmol/L。3天前查空腹血糖为12.28mmol/L，糖化血红蛋白为8.4%，遂来就诊。现症：口干加重，饮水增加，无饥饿感，面部多油，腹型肥胖，大便通畅，舌偏红，苔薄黄，脉弦滑。原用口服降糖药不变，加用益气养阴、活血降浊之剂治疗。处方由黄芪、山药、苍术、玄参、生地黄、麦冬、丹参、土鳖虫、制大黄等药物组成。

1个月后测空腹血糖为13.10mmol/L。再询病史，口干好转，平素常感神疲乏力，舌仍红，苔薄黄，脉滑重按稍感无力。治疗以益气清热生津为主。处方：石膏（先煎）30g，知母10g，天花粉25g，山药15g，太子参20g，玄参9g，生地黄18g，麦冬9g，地骨皮25g，丹参15g，炒决明子15g。

服上方1个月后测空腹血糖为8.70mmol/L，糖化血红蛋白为7.3%，乏力好转，无明显口干，脉滑稍见和缓。继续守方治疗。

诊治心悟：《伤寒论·辨太阳病脉证并治》云“……大渴，舌上干燥而烦，欲饮水数升者，白虎加人参汤主之”。《金匮要略·消渴小便不利淋病脉证并治》也有类似的记载。糖尿病初起之际或血糖控制不佳时，患者常出现烦渴多饮、多食易饥、口干舌燥、舌红苔黄等症，与阳明胃腑燥热炽盛、热盛伤津耗气相符。白虎加人参汤清热泻火润燥，益气生津止渴。处方用了此方加减，石膏、知母清泄胃热，为主药；粳米一药，宗张锡纯意，常用天花粉、淮山药代之，人参多用太子参或西洋参代替，合增液汤加生地黄、玄参、麦冬。加丹参活血通络，炒决明子清肝明目降浊。

取效原因是牢牢抓住了肺胃热盛、耗气伤阴的病机以及口渴多饮、舌红苔黄、脉滑重按无力的主症。

2. 大黄黄连泻心汤合小陷胸汤案

患者，男性，52岁。2014年7月5日初诊。1个月前体检发现血糖升高，当时空腹血糖为7.56mmol/L，即控制饮食，加强锻炼。昨日复查空腹血糖为8.26mmol/L，糖化血红蛋白为7.2%，遂来就诊。现症见腹型肥胖，时有上腹饱胀不适，无多饮、多食，大便不畅，舌红苔黄厚腻，脉滑略数。诊断为2型糖尿病，证属痰浊中阻、郁而化热。治方拟清热化痰，降浊消痞。予大黄黄连泻心汤合小陷胸汤加味。处方：黄芩12g，川连9g，生大黄（同煎）9g，制半夏12g，全瓜蒌20g，丹参15g，荷叶9g，佩兰15g，六神曲10g，炒决明子15g。

服药后3天大便通畅，上腹饱胀感消失。1个月后复查空腹血糖为6.27mmol/L，自觉无不适，舌红苔薄白，脉滑缓。上方加天花粉25g、地骨皮25g，养阴清热，巩固治疗。

诊治心悟：《伤寒论·辨太阳病脉证并治》曰："心下痞，按之濡，其脉关上浮者，大黄黄连泻心汤主之。"方中大黄通腑泻浊，清胃肠之实热，消导中满，同煎而非后下，更能控制大便的次数；黄连清热燥湿，清胃肠实热、燥肠胃之湿；黄芩可增强泻中焦实火、燥肠胃湿热之功。合小陷胸汤清热涤痰消膏浊，辛苦行气除中满。《医宗金鉴》云"黄连涤热，半夏导饮，瓜蒌润而下行，合之以涤胸膈痰热，开胸膈气结。"丹参、荷叶、六神曲、佩兰、炒决明子活血降浊。取效原因是抓住胃肠痰热结实的病机以及腹满、大便不畅、舌红苔黄厚腻、脉滑略数的主症。

3. 桃核承气汤案（熊曼琪医案）

患者，女，38岁。因"口渴多饮、多食、多尿反复3年半，加重半年"于1987年4月25日入院。1983年10月出现口渴多饮，多食多尿，查空腹血糖为16.1mmol/L，诊断为2型糖尿病，用中西药物治疗，多饮、多食反复不已，停药或减药则血糖升高。现症：口渴多饮，多食多尿，多汗，视物昏花，双下肢麻木疼痛，神疲乏力，大便干结，三四日一行，舌质暗红，舌苔薄黄，舌下静脉青紫，脉弦略涩，查空腹血糖为14mmol/L，尿糖（+++），证属瘀热互结，气阴两虚。治以桃核承气汤加味，组成：桃仁12g，桂枝9g，大黄（同煎）10g，芒硝（冲服）6g，甘草6g，黄芪20g，生地黄15g，玄参15g。服药2周后，口渴多饮、多食多尿明显改善。大便通畅，每日1次，余症好转，复查空腹血糖为11mmol/L，尿糖（+）。继用前方出入半月余，口渴已平，饮食、小便正常，诸症转愈，复查空腹血糖6mmol/L，尿糖（-），于5月29日出院。出院后续服院内制剂三黄降糖片10片/次，1日3次维持，后随访病情稳定，查血糖基本控制在正常范围，空腹尿糖、餐后尿糖均为阴性，继用三黄降糖片巩固疗效。

诊治心悟：桃核承气汤，仲景用于治疗血热互结的蓄血证。导师熊曼琪教授根据《素问·阴阳别论》中的“二阳结谓之消”，《金匮要略·消渴小便不利淋病脉证并治》中的“趺阳脉浮而数，浮即为气，数即消谷而大坚，气盛则溲数，溲数则坚，坚数相搏，即为消渴”及《金匮要略·惊悸吐衄下血胸满瘀血病脉证治》中的“病人胸满，唇痿舌青，口燥，但欲漱水不欲饮，无寒热，脉微大来迟，腹不满，其人言我满，为有瘀血”等论述，认为“瘀热互结”是2型糖尿病主要病机之一。

糖尿病患者若见有便干便秘，口唇紫暗，舌质暗红，边有瘀斑，舌下静脉青紫，脉沉而涩等症，即辨为瘀热互结，治用桃核承气汤加味，泻热通下，逐瘀活血。胃肠燥热，每易灼伤阴津，加重消渴，加养阴清热之生地黄、玄参兼顾其阴虚之本。

2型糖尿病中晚期，血糖控制不佳，“三多”症状不明显，但神疲乏力表现突出，伴大便困难，多为气阴两虚，瘀热互结所致，可重用黄芪再加麦冬，以益气养阴。

4. 真武汤合二仙汤案（彭万年医案）

患者，男，70岁。2010年10月28日初诊。主诉：心悸、头晕反复发作3个月，加重1周。既往有糖尿病病史多年。中医诊断为消渴病、心痹；西医诊断为糖尿病心脏病。长期口服阿卡波糖、复方卡托普利片、培哚普利叔丁胺片等血糖、血压控制不佳，空腹血糖为9～11mmol/L，血压为165～210/98～112mmHg。现症：心悸，头晕较重，神疲乏力，困倦，面色苍白，肢厥，口干，多汗，尿多色白，大便干结，舌质暗红，苔黄厚，舌面润，脉沉弦。四诊合参，证属脾肾亏虚、水气凌心。治拟真武汤合二仙汤加减：熟附子（先煎）12g，白术 12g，茯苓 15g，白芍 20g，仙茅 12g，淫羊藿 12g，熟地黄 15g，川芎 12g，当归 10g，知母 12g，黄柏 12g，炙甘草 6g。

服上方 4 剂后，心悸、头晕减轻，汗多、尿多减轻，肢厥减轻，但肢端触之仍冷，仍口干，大便虽通仍偏干，厚苔略化。效不更方，守前方加三七 10g，熟地黄增至 20g。继服 4 剂，上述诸证明显好转，厚苔渐化，弦脉亦转缓。加减调治共服 12 剂。心悸、头晕已平，面色始转红润，四肢渐温，尿稍多色清，大便转常；舌淡红偏暗，脉细沉微涩。现空腹血糖为 6.5～8.8mmol/L；血压为 158～173/90～98mmHg。后以健脾益气、养血活血为主要治则调理善后。

原按：本例患者有高血压病史多年，症见心悸、头晕、口干、舌红、苔黄厚、脉弦。容易被认为是阳热亢盛证，但患者面色苍白、困倦、肢厥尿白、舌暗脉沉等提示为阳虚寒盛证，用真武汤合二仙汤加减，重在温补脾肾而祛寒湿。此与仲景温肾利水法相类。但本例水气少而寒气重，故不用生姜之宣散水气，而加二仙汤温肾祛寒。寒湿去、阳气通，则虽非专于清湿热而黄厚苔可化，心悸、头晕、口干、肢冷自除。

诊治心悟：真武汤，仲景用其治疗少阴肾阳虚衰、水气泛滥之证。《伤寒论·辨少阴病脉证并治》指出："少阴病，二三日不已，至四五日，腹痛，小便不利，四肢沉重疼痛，自下利者，此为有水气，其人或咳，或小便利，或下利，或呕者，真武汤主之"。本案以形寒、肢肿，小便不利，舌淡苔白，脉沉迟弱为辨证要点。除糖尿病心脏病外，糖尿病肾病中后期亦可见此证。

5. 金匮肾气丸案（汪履秋医案）

患者，男，69 岁。年近古稀，肾元亏虚，阳不化气，水不蒸腾，小便频数，饮一溲一，浑浊如膏，面色黧黑，腰膝酸软，形寒肢冷，舌苔白滑，脉象沉细。查空腹血糖为 12.77mmol/L。治拟温补肾阳，引火归原。方拟肾气丸化裁，组成：熟附子（先煎）3g，肉桂（后下）3g，山药 12g，枸杞子 10g，泽泻 12g，茯苓 12g，淫羊藿 10g，菟丝子 10g，补骨脂 10g，五味子 3g，山萸肉 10g。药进 50 剂，诸症减轻，小溲减少，空腹血糖降为

9.44mmol/L，后改为丸继续服用，病情稳定。

原按：温补法治疗肾虚消渴较为常见，尤其是后期以下消为主，小便量多，混浊如膏，伴有腰膝酸软、形寒肢冷、舌淡白、脉沉细等阳虚之象更为常用。肾虚消渴阳虚者十居一二，并且大多是阴损及阳，单纯阳虚者更为少见。病变至此，多属晚期重症，必须审慎施治，不宜投以寒凉药物，否则阳尽阴竭，死期至矣，故温补法最为适用。

诊治心悟：《金匮要略》有“男子消渴，小便反多，以饮一斗，小便一斗，肾气丸主之”“虚劳腰痛，少腹拘急，小便不利者，八味肾气丸主之”及“夫短气有微饮，当从小便去之，苓桂术甘汤主之，肾气丸亦主之”。病机均为肾阳虚衰不能蒸化水液而致水液运行障碍，故都可用肾气丸治疗。生地黄滋阴补肾，山药、山茱萸补益肝脾，茯苓、牡丹皮、泽泻协调肝脾。少量附子、肉桂桂温阳暖肾，微微生火，以鼓舞肾气，取“少火生气”之意。

6. 五苓散案

患者，女，59岁。2014年7月30日初诊。患糖尿病3年余，用（预混30R）精蛋白生物合成人胰岛素注射液加二甲双胍治疗。现感中餐前有饥饿感，凌晨也有类似反应，近3天出现尿频、尿急、尿痛，伴小便短少、浑浊，腰酸。舌淡红，苔薄微黄腻，脉细弱。查尿常规：白细胞（＋＋），脓细胞（＋），尿糖（－），蛋白（－）。考虑糖尿病合并尿路感染，低血糖反应。证属气阴亏虚，湿热下注。调整胰岛素剂量、监测血糖。急则治标，予八正散加鸭跖草、怀牛膝清热利湿。处方：瞿麦9g，萹蓄9g，制大黄5g，焦山栀9g，石苇15g，黄柏9g，怀牛膝9g，乌药6g，车前草30g，鸭跖草30g，滑石（包煎）10g，甘草6g。7剂。水煎每日1剂，分2次服。

二诊：上症稍好转，上方加蒲公英30g续进7剂。

2014年8月13日三诊。餐前及凌晨饥饿感未再发生，但仍有尿频、尿急，苔薄白，脉细弱。尿检：白细胞（＋），脓细胞1～2个，蛋白弱阳性。考虑下焦湿热阻遏阳气，导致膀胱气化不利，遂改用五苓散合滋肾通关散通阳化气利水。处方：桂枝9g，茯苓12g，白术6g，猪苓9g，泽泻9g，炒黄柏6g，肉桂（后下）3g，黄芪30g。

2014年8月20日四诊。诉服用上药1剂后，尿频、尿急明显好转，3剂后消失。复查尿常规正常。予益气养阴之清心莲子饮加减善后，随访至今未见反复。

诊治心悟：五苓散，仲景用于治疗水饮内停下焦，膀胱气化失司之证。本证可见小便不利、少腹胀满、渴欲饮水、呕吐、舌淡苔白，脉浮等症，其中以小便不利、少腹胀满为辨证要点。《伤寒论·辨太阳病脉证并治》有“若脉浮，小便不利，微热消渴者，五苓散主之”的论述，《金匮要略·消渴小便不利淋病脉证并治》有“脉浮，小便不利，微热消渴者，宜利小便、发汗，五苓散主之”的论述。糖尿病常合并尿路感染，病程缠绵、易反复，临床可以先用八正散为主清热利湿通淋，再用五苓散通阳化气利水改善症状，最后用益气养阴、清热利尿之剂如清心莲子饮等善后治本，常可达到防止或减少复发的目的。

7. 黄芪桂枝五物汤案（全小林医案）

患者，女，54岁。2008年5月22日因右足趾及背部麻木，视物模糊就诊。血糖升高7年。2007年因手足麻木查餐后血糖为7.9mmol/L，同时诊断为神经炎，长期服用甲钴胺胶囊每次1粒，每日3次。2007年11月19日查颈动脉超声示：双侧颈动脉球部内膜增厚伴斑块形成（单发）。数月前开始服用阿卡波糖每次1片，每天3次，配合饮食运动疗法，血糖控制较好。

现症见：右足趾及背部麻木，视物模糊，眠差易醒，夜尿2～3次，大便干，每日1次。查空腹血糖为5.1mmol/L，餐后血糖为5.6mmol/L，糖化血红蛋白为5.4%。既往高血压病史1个月，现口服尼麦角林每次1片，每日1次，复方罗布麻片每次2片，每日2次。舌暗红，边有齿痕，苔少，脉弦硬。

西医诊断：糖尿病，颈动脉硬化斑块。中医诊断：糖尿病络病，血痹。中医辨证：血虚络瘀证。治以养血活血通络。给予黄芪桂枝五物汤加减。组方：黄芪30g，川桂枝30g，白芍30g，鸡血藤30g，首乌藤30g，当归30g，水蛭粉12g，莪术9g。嘱下次就诊前查下肢血管超声及肌电图。

2008年6月18日二诊。服药28剂。右足趾及后背麻木减轻约50%。现左手指麻木，右下肢水肿，夜尿2～3次。查双下肢动静脉B超未见异常，双侧胫腓神经传导速度稍减慢。当日血压135/75mmHg。复方罗布麻片减至每次2片，每日1次。上方加怀牛膝30g，生薏苡仁30g，水蛭粉增至 15g。

2008 年 8 月 13 日三诊。服药 45 剂。右足趾及后背麻木减轻 90%，右下肢水肿减轻 60%，现双手指尖麻木。随机血糖为 4.7mmol/L，血压为 110/70mmHg。继用首方，加海藻 30g，怀牛膝 30g。

2008 年 10 月 8 日四诊。服药 54 剂。足趾、背部及双手指尖麻木感完全消失，下肢水肿基本消失，血糖控制较好，余无不适。

原按：既往有手术史，血海已亏，加之瘀血（斑块）阻塞经脉，致络脉空虚，血行不畅，失于荣养，故见足趾及背部麻木。黄芪、桂枝、白芍益气养血和营，鸡血藤、首乌藤养血活血通络，当归养血活血，水蛭粉活血通络，莪术破血逐瘀。二诊，足趾及背部麻木好转，但出现左手指麻木及左眼结节，右下肢水肿，此属血水不利所为，故加生薏苡仁利水渗湿，水蛭增量，加怀牛膝活血利水，同时补益肝肾。三诊，水肿明显减轻，故去生薏苡仁，指尖麻木恐仍与颈部动脉斑块有关，故加海藻 30g，合莪术为临床治疗血管斑块之经验药对。四诊已然获效，继服数剂以巩固疗效。

诊治心悟：《金匮要略·血痹虚劳病脉证并治》曰："血痹阴阳俱微，寸口关上微，尺中小紧，外证身体不仁，如风痹状，黄芪桂枝五物汤主之。"糖尿病周围神经病变，久病入络，久病必瘀，病位在络，以瘀为主。然瘀由虚致，气、血、阴、阳不足，血行迟滞而致瘀。因此治疗应以益气养血、活血通络为主，与本方旨意相合。

（三）经方用量知多少

1. 一两的古今换算

关于古代一两与现代克的换算，需结合不同历史时期的度量衡制度进行说明，具体分析如下。

（1）一两相当于 1.6g 左右

《名医别录》记载"古秤惟有铢两，而无分名，今则以十黍为一铢，六铢为一分，四分成一两，十六两为一斤"。王伊明依据"十黍为一铢"之说，称量 240 粒黍的重量后，认为汉代一两合今之 1g 左右，最大不超过 1.6g。这也是日本汉方的常用量。

（2）一两相当于3g左右

1964年成都中医学院编写的《伤寒论讲义》指出："关于剂量之标准，古今不一，汉时以六铢为一分，四分为一两，即二十四铢为一两。处方应用时，一方面根据前人考证的量制折算，更重要的是依据临床实践。凡论中云一两者，折今约一钱。"据此1两折合今之一钱，即约3g。宋代王怀隐在《太平圣惠方》中的剂量是"每次取三至五钱。"明代李时珍的《本草纲目》也提到："今古异制，古之一两，今用一钱可也。古之一升，即今之二合半也。"清代汪昂的《汤头歌诀》明确指出："大约古用一两，今用一钱足矣。"

（3）一两相当于13.92g左右

吴承洛采用了清末学者吴大澄和刘复的研究数据：吴大澄通过研究新莽时期的货币推算得出新莽一两约重13.674克；刘复则通过测量新莽嘉量（王莽时期的官方标准铜量器）得到新莽一两约重14.166克。吴承洛将这两个数值进行平均，认为新莽一两为13.92g，且东汉承新莽之制。《中医名词术语选释》《中药大辞典·附篇》都引用这个结论。

（4）一两相当于15g左右

柯雪帆等根据《中国古代度量衡图集》中"光和大司农铜权"的有关资料进行了核算。按秦汉密制的单位量值和权的量级程序，此权为12斤权，标准重量为3000g。据此东汉一斤合今之250g，一两合今之15.625g。《中国通史简编》中古代衡值与此基本一致。

总之，由于历史的原因，目前（2015年）经方剂量还没有一个统一的标准，大多是依据前贤医案和个人经验来确定用药剂量，有较大的随意性，在一定程度上造成了临床疗效的不可重复性，今后需要更深入地研究，寻找规律，反复验证，推动中医药事业不断向前发展。

2. 临床应用举例（全小林治糖尿病案）

患者，男，48岁，2007年7月26日初诊。患者半月前无明显诱因出现消瘦、乏力等症状，查血糖升高，确诊为2型糖尿病，口服格列吡嗪、格列喹酮、阿卡波糖等药物，空腹血糖为25mmol/L左右。现症：口干口渴，易汗出，周身乏力，食欲不振，胸闷，胃脘胀满及矢气增多，大便干结。空腹血糖为22.5mmol/L。查体：舌暗，边有齿痕，苔黄，脉沉略数。辨证属脾虚胃热，痰热互结。治宜寒热平调，化痰消痞。取半夏泻心汤合小陷胸汤之义，处方：半夏 9g，黄连 60g，干姜 9g，黄芩 60g，瓜蒌仁 30g，天花粉 30g，知母 30g，生石膏（先煎）60g，生山楂 30g，生大黄（单包）6g。7 剂，每日 1 剂，分两次口服。嘱患者糖尿病饮食。

8 月 2 日复诊。述自上次就诊后，自停三种降糖西药，控制饮食，空腹血糖为 14.6mmol/L，餐后 2 小时血糖为 12.3mmol/L，口渴明显减轻，胃胀及矢气多症状已消除，仍觉周身乏力，食欲较差。效不更方，上方中黄连加为 90g，干姜加为 12g，知母加为 60g，继服。1 个月后，患者诸症好转，空腹血糖已降至 6.3mmol/L，餐后 2 小时血糖为 5.6mmol/L。

原按：《中华人民共和国药典》（2005 年版）规定的黄连剂量为 2～5g，此剂量范围用于调理尚可，然若用于降糖，不免杯水车薪。笔者经过长期实践，摸索出黄连降糖的剂量应在 15g 以上。糖化血红蛋白在 6.5%～7%时，黄连用 15g 左右；糖化血红蛋白在 7%～10%时，黄连用 30g 左右；糖化血红蛋白大于 10%时，黄连用 45g 以上。在应用大剂量黄连时，一般治疗周期为 1～3 个月，同时以生姜 15～30g 或干姜 6～9g 佐制黄连之苦寒，而血糖控制达标后，即将黄连减量，并改汤剂为丸剂、散剂，黄连每日用量仅 1～3g。

（四）结语

实践证明，经方治疗糖尿病及其并发症有明确的疗效，但糖尿病经常需要长期治疗，因此开发片剂、丸剂等易于服用的剂型也是当务之急。至于经方的用量，前辈的著作和经验已经为后人留下了规矩和准绳，只要我们在临床工作中认真体悟、不断探索，知常达变、圆机活法，应该能找到适合每个患者的最佳剂量。

六、糖尿病肾病的中医治疗

糖尿病肾病（diabetic nephropathy，DN）是糖尿病常见的慢性并发症，临床症状出现较晚，蛋白尿是其主要临床表现，糖尿病肾病一旦出现持续性蛋白尿，其肾功能将不可遏制地进行性下降，目前已成为导致终末期肾病的首要致病因素。研究证实中医中药治疗早、中期糖尿病肾病具有良好的效果，具体举例如下。

1. 肾复康胶囊能改善DN的尿白蛋白排泄率[21]

DN的治疗，目前主要通过限制蛋白质的摄入，严格控制血糖、血压，应用血管紧张素转换酶抑制剂和血管紧张素Ⅱ受体拮抗剂等药物，来减少DN发生、延缓病情进展，但临床上仍有部分患者得不到控制，病情仍呈进行性发展。因此，笔者结合自己对DN的认识，认为DN的发生是由于消渴病迁延而致，其病机乃因燥热阴虚，日久耗气、入络，而致气阴两虚，脉络阻滞。病情进一步发展，则阴损及阳，而致阴阳两虚，浊毒瘀阻。因此，设立了平调阴阳、活血解毒的“肾复康胶囊”进行观察治疗。用冬虫夏草滋阴补阳，填精益肾，以治病之本；用大黄推陈致新，以治病之标；用川芎疏理气机，调畅血脉。诸药合用，动静结合，通补兼施，以达到气血和顺、阴阳并调的效果。现代研究也证实，冬虫夏草含有丰富的氨基酸，并且具有刺激肾小管上皮细胞增殖，加速肾细胞修复，降低蛋白尿，保护肾功能的作用；大黄具有抑制残余肾高代谢，抑制肾代偿性肥大，抑制系膜细胞增殖，促进氮质排泄，减少尿蛋白的作用[22,23]；且两者都具有调节细胞糖代谢异常的功能；川芎能改善肾脏的血流，降低血小板聚集性，减轻肾小球基底膜的损伤，有助于减少尿蛋白。

我们对34例诊断为糖尿病肾病，病程大于5年，并经中、西药治疗，血糖、血压已得到控制，空腹血糖≤7.8mmol/L，尿微量白蛋白≥30mg/24h，血压≤130/85mmHg的患者给予肾复康胶囊治疗。观察结果表明，肾复康胶囊对降低DN的尿白蛋白排泄率（UAER）有良好的作用，治疗前与治疗4周、治疗8周后比较，差异均具有统计学意义，而且显示出治疗时间越长效果越好的趋势。同时还表明，无论是微量白蛋白尿期还是大量白蛋白尿期，本方都有一定的减少尿白蛋白排泄的作用。但对空腹血糖和肾功能的影响不明显。

2. 雷公藤多苷片能减轻糖尿病肾病的临床症状，减少尿蛋白排泄

中医认为DN为素体肾虚，糖尿病迁延日久，耗气伤阴，五脏受损，兼夹痰、热、郁、瘀等致病。发病之初气阴两虚，渐至肝肾阴虚；病情迁延，阴损及阳，伤及脾肾；病变晚期，肾阳衰败，浊毒内停；或见气血亏虚，五脏俱虚。其病位在肾，可涉及五脏六腑。消渴病久，肾亏渐竭，肝脾两伤，水湿痰浊与瘀血内阻交结为患是本病的主要病机。雷公藤具有祛风除

湿、舒筋通络的功效，契合 DN 的病机。

DN 的基本病理变化是肾小球系膜细胞增生、系膜区扩张及细胞外基质增多。晚期糖化终末期产物和肾小球血管内皮细胞损伤在 DN 发病中有十分重要的作用。现代药理学认为，雷公藤有抗炎、免疫抑制、抗生育、抗肿瘤、抗菌等活性，已被广泛用于治疗各种自身免疫性疾病和皮肤疾病等。雷公藤主要通过抑制淋巴细胞与单核细胞的增殖，减少抗体生成，抑制细胞表面黏附分子的合成，发挥其抗炎作用。

雷公藤多苷片作为一种免疫抑制剂，对多种类型的肾小球性蛋白尿均有较好的疗效，本研究中收集的 31 例患者均属于临床糖尿病肾病期，在积极控制血糖，包括饮食和胰岛素，优质低蛋白饮食，水肿患者限制钠的摄入的基础上，给予常规剂量的雷公藤多苷片治疗 2 个月后，收到了良好的临床效果，表现为临床症状减轻，24 小时尿白蛋白量减少，血清白蛋白上升，而且不良反应较少，因此值得临床推广应用。

七、糖尿病足中医辨治思路

糖尿病足（DF）是指因糖尿病血管病变和（或）神经病变，或并发感染等因素，导致糖尿病患者足或下肢组织破坏的一种病变，是威胁糖尿病患者的严重并发症。由于本病好发于四肢末端，因此又称为“肢端坏疽”。根据其临床表现，中医一般多参考“筋疽”“脱疽”等病证进行治疗。由于近年来糖尿病发病率急剧上升，糖尿病足患者也明显增加，因此不断寻求提高中医疗效的手段和方法，对减轻患者痛苦、降低截肢率、提高生活质量具有重要的意义。现结合自己体会，谈谈治疗本病的辨治思路。

1. 研究现状

中医对糖尿病足的认识可追溯到《黄帝内经》，《素问・生气通天论》中所说的“膏粱之变，足生大疔”，已经明确了饮食不节与足病的关系，在此基础上历代医家不断有新的认识产生。目前认为本病的发生是由于糖尿病日久，耗伤气阴，五脏气血阴阳俱损，肌肤失养，血脉瘀滞，日久化热，灼伤肌肤和（或）感受外邪致气滞、血瘀、痰阻、热毒积聚，以致肉腐骨枯所致。其病位在血、脉、筋。临床上表现为本虚标实的证候，如早期表现为肢端麻木、疼痛、发凉和（或）有间歇性跛行、静息痛，继续发展则出现下肢远端皮肤变黑、组织溃烂、感染、坏疽等。

中医治疗本病多采用分型辨证，内外合治的方法，取得了较好的疗效。分型辨证施治方面，如梁少华[24]在积极控制糖尿病、有效地控制感染的前提下，将28例糖尿病足分为湿热毒盛型和气阴两虚型。其中湿热毒盛型采用清热解毒、活血养阴法治疗，药用金银花、玄参、当归、赤芍、黄柏、苍术、牛膝、丹参、天花粉、白芷、土茯苓、黄芪、甘草；气阴两虚型采用补气养阴、活血生肌法治疗，药用党参、黄芪、山药、白术、茯苓、当归、熟地黄、山萸肉、牡丹皮、赤芍、甘草，结果治愈18例，好转8例，无效2例，总有效率为92.8%。沈远东[25]等将糖尿病足分为3型：①湿热毒盛、筋腐肉烂证，治宜清热解毒化瘀，方用茵栀莲汤合四妙勇安汤加减；②脾肾阳虚、痰瘀阻络证，治宜温补脾肾，化痰通络，方用金匮肾气丸加减；③气血两虚、络脉瘀阻证，治以气血双补、化瘀通络为主，方用生脉散合血府逐瘀汤加减。张立芳[26]等对30例早中期糖尿病足患者采用中西医结合方法治疗，并与单纯西医治疗20例对照。对照组先给予一般对症处理，在此基础上，给予低分子肝素钙、甲钴胺注射液静脉推注。治疗组在对照组治疗的基础上，中医辨证分3型加减治疗：瘀血阻络型给予补阳还五汤或血府逐瘀汤加减；阳虚寒盛型给予阳和汤加减；气血两虚型给予八珍汤加减。对无破溃者用第三汁煎煮过滤药渣后的药液待温度在38～45℃时浸洗双足。最终结果显示治疗组的疗效优于对照组。

中医治疗本病在结合外治方面取得了较大的进展，如奚九一[27]特别强调外科清创对本病的治疗至关重要，对糖尿病足肌腱变性坏死症（筋疽）主张尽早切开清创，清除变性坏死肌腱及坏死组织，使引流通畅，进而防止继发感染沿肌腱组织发展，减轻局部及全身症状。但若为缺血性坏疽，则宜迟不宜早，若早期切开，多会因缺血而恶化。李亚美等[28]采用中药外敷法治疗糖尿病足溃疡。采用血竭90g、乳香90g、没药90g、煅石膏90g、煅石决明75g、冰片30g、麝香9g共研为末备用，每次取适量，调成糊状，敷于创面，每日1次，治疗组总有效率为98%，较对照组有明显提高。祝丽波等[29]用大黄、川芎、白芷制成油纱外敷治疗糖尿病足30例，创面全部愈合，治疗中未见明显不良反应。

2. 辨治思路

近十几年来，糖尿病足的治疗经过中西医多学科协作，不断采用新的药物和技术，如血管介入、干细胞移植等，疗效有了较大的提高，但截肢率仍居高不下，严重影响了患者的工作和生活。我们通过文献复习和临床实践，遵循中医“治未病”的思想，结合糖尿病足 Wagner 分级，体会到要减少糖尿病足的截肢率贵在早期治疗，尽早截断其进一步恶化的各个环节，因此在患者采取糖尿病常规治疗的基础上，提出了“分期辨证，内外合治”的思路，用于治疗糖尿病足，以期取得更好的效果。现分述如下：

（1）早期

肢端皮肤无开放性病灶，或虽有开放性病灶，但病灶尚未波及深部组织，相当于 Wagner 分级的 0 级和Ⅰ级。

本期辨证为气虚血瘀、脉络阻滞，临床表现为肢端麻木、疼痛或冷痛，甚者痛如针刺，夜间加重，感觉迟钝或消失，局部皮色紫暗，伴有神疲乏力，形体消瘦，舌淡苔薄白，舌下瘀，脉细涩或弦紧。治宜益气活血，通络止痛。内服方选补阳还五汤加僵蚕、蜈蚣、全蝎等；外治用中药泡脚，常用川乌、草乌、黄芪、当归、桂枝、细辛、红花、独活、忍冬藤、络石藤、赤芍、木香、威灵仙、鸡血藤、土鳖虫等，待温浸泡患足，但应注意防止药液烫伤。

（2）中期

肢端皮肤破溃，感染病灶侵犯深部肌肉组织，或肌腱、韧带组织破坏，个别足（趾）出现湿性或干性坏疽，相当于 Wagner 分级的Ⅱ级和Ⅲ级。

湿热毒蕴、筋腐肉烂证的临床表现为肢端红肿热痛，疼痛剧烈，溃破腐烂，甚则脓液恶臭，伴有身热口干，便秘溲赤，舌红绛，苔黄厚腻，脉滑数。治宜清热利湿，解毒化瘀。内服方选四妙勇安汤加茵陈、栀子、半枝莲、连翘、薏苡仁、桔梗等；外治在一次性清创（创面较小）和蚕食清创（创面大而深）的基础上，充分引流，先敷九一丹，外盖红油膏，待腐脱新生时敷以生肌散或生肌玉红膏。

热毒伤阴、瘀阻脉络证的临床表现为肢端疼痛，肤色暗淡，溃处少脓，皮肤干燥，肌肉萎缩，伴有口干多饮，甚或烦躁不宁，尿少便干，舌干红绛，苔黄少津，脉弦细数，趺阳脉弱或不可触及。治宜清热解毒，养阴活血。内服方选顾步汤加苏木、地龙等；外治清创宜迟不宜早，如坏疽分界清楚，可多次分步清创，外敷红油膏或冲和膏，待腐脱新生时敷以生肌散或生肌玉红膏。

（3）后期

肢端因严重感染已造成骨质破坏、骨髓炎、骨关节破坏，足的大部或全部出现严重的湿性或干性坏疽，甚至波及踝关节或小腿，相当于 Wagner 分级的Ⅳ级和Ⅴ级。

肝肾阴虚、瘀阻脉络证的临床表现为肢端溃破久不收口，肉色暗红，干枯无脓或少脓，伴有眩晕耳鸣，两目干涩，腰膝酸软，潮热，颧红，盗汗，消瘦，肌肤甲错，舌红少苔或有瘀斑，脉细涩。治宜滋养肝肾，活血通络。内服方选六味地黄汤加地龙、牛膝、鹿角、苏木、炮山甲等；外治视创面情况适当清创，外敷红油膏或冲和膏，待腐脱新生时敷以生肌散或生肌玉红膏。

脾肾阳虚、痰瘀阻络证的临床表现为局部溃破久不收口，肉色苍白或紫暗，冷痛或剧痛，夜间为甚，趾端干黑，逐渐扩大，伴有畏寒肢冷，腰膝酸软，神疲乏力，肢肿尿少，舌淡苔白腻，脉沉迟无力，趺阳脉弱或消失。治宜温补脾肾，化痰通络。内服方选金匮肾气丸、阳和汤，加地龙、水蛭等；外治视创面情况适当清创，外敷红油膏或冲和膏，待腐脱新生时敷以生肌散或生肌玉红膏。如坏死区迅速扩大，或达到足近端部位，需考虑行截肢术。

八、浅议外伤与消渴病发病的关系[30]

消渴病是以多饮、多食、多尿、身体消瘦，或尿浊、尿有甜味为特征的病证，类似于西医学的糖尿病。考其病因多为饮食不节、情志失调、劳欲过度。从病机论初起多表现为阴虚燥热，继则气阴两伤，日久可致阴阳两虚。查阅文献资料，未见有外伤致消渴病的论述。通过对本院 1995 年度收入住院的 43 例消渴病（糖尿病）患者的病因病机分析，认为外伤亦是消渴病的重要发病因素之一，现述一得之见。

1. 病因分类

43 例患者中饮食不节所致者 10 例，占 23％；情志不调所致者 15 例，占 35％；劳逸失调所致者 8 例，占 19％；有明确外伤史者 3 例，占 7％；不明原因者 7 例，占 16％。

在有明确外伤史的3例中，2例为殴打所致，另1例为车祸所致，入院均诊断为头面、胸背部及四肢软组织挫伤，间隔10～20天，2次测定空腹血糖均大于11.1mmol/L。3例患者分别在入院后20天、22天、14天转入中医内科治疗。3例患者均在入院后1～2天出现口渴多饮，饮水量在2500mL/天以上，尿量增多，无多食及消瘦，大便秘结，舌质偏红，边有瘀斑，或舌下瘀，苔薄白或薄黄，脉弦细。否认既往有糖尿病史，否认有家族遗传史。诊断为糖尿病（消渴病），中医辨证为气阴两虚，瘀血阻络。予糖尿病饮食1周，空腹血糖略有下降，下降幅度为1.1～1.8mmol/L，遂用加味桃核承气汤加减治疗，本方由大黄、芒硝、黄芪、桃仁、丹参、红花、生地黄、玄参、麦冬等组成，4周后症状消失。6周后空腹血糖恢复正常。随访至今，未见反复。

同时统计了80例外伤住院的患者，有血糖升高者16例，占20%，但因种种原因，出院前未能再次复查血糖。这也提示外伤引起的血糖升高，是较为常见的。

2. 病机分析

机体受外力作用发生伤病时，皮肉筋骨的病损，能导致脏腑、经络、气血、津液的功能失调。诚如《正体类要》所言："肢体损于外，则气血伤于内，营卫有所不贯，脏腑由之不和。"《灵枢·邪气脏腑病形》亦说："有所堕坠，恶血留内；若有所大怒，气上而不下，积于胁下，则伤肝。"《外科正宗》说："如从高处坠堕而未经损破皮肉者，必有瘀血流注脏腑。"可以看出，外伤既可引起局部组织的瘀血阻滞，亦可因郁怒伤肝，肝气郁结，气机阻滞，导致气滞血瘀。

消渴病发病与瘀血的关系，唐容川在《血证论》中早有明言："瘀血在里则口渴。所以然者，血与气本不相离，内有瘀血，故气不通，不能载水津上升，是以发渴。"所以瘀血引起的消渴，是因为气机阻滞，不能为胃行其津液，水津不能上输之故，临床可表现为口渴。

《灵枢·营卫生会》说："夺血者无汗，夺汗者无血。"《伤寒论》也说："诸亡血家不可汗。"汗为阴液，心之所主，津液所化，血与津液有着十分密切的关系，亦即所谓津血同源。皮肉筋骨的破损，往往可导致血液外溢。血为气之母，可致气外泄，气血亏虚，能引起津液不足，瘀血阻滞，所以也能出现口渴之症。

近年来的研究也证实，消渴病的瘀血征象主要表现为机体血液黏稠度增高，血小板聚集能力增强，血液流动缓慢、中断，导致组织缺血缺氧。在胰腺可表现为微循环障碍，小血管血栓形成，胰腺组织出现纤维化和脂肪变性，从而使β细胞分泌胰岛素的功能减退，使胰岛素分泌减少，胰岛素拮抗激素的释放增加，扰乱了体内的糖代谢。

综上所述，外伤致体内瘀血最终形成消渴病，有一定的物质基础。外伤引起的血糖增高，虽然属于机体的应激反应，但由于机体异质性和遗传易感性的关系，少部分也可发展为消渴病，在病机上与近年来被人们认同的瘀血致消渴学说有相似之处。故窃以为外伤似可列入中医消渴病的发病原因之一。

（张国梁）

第二节　脾胃病诊治实践

脾胃学说发端于《黄帝内经》，至医圣张仲景的《伤寒杂病论》创制理中汤、黄芪建中汤、半夏泻心汤、乌梅丸、小柴胡汤等效方而大放异彩，到李东垣的《脾胃论》问世，提出“内伤脾胃，百病由生”等学术观点赫然成为中医学之一大流派，其理论不但对诊治脾胃病具有指导意义，而且对其他脏腑疾病的治疗也具有重要的影响。脾胃病是临床常见病和多发病，无论是脾胃自身疾病，还是与之相关的大肠、小肠、肝、胆、胰等疾病，在脾胃学说指导下采用中医中药治疗大多具有良好的疗效。对某些危急重症和疑难杂病，诸如急性重症胰腺炎、上消化道出血、不全性肠梗阻、急性阑尾炎、溃疡性结肠炎、重症肌无力等，中西医协同也能起到转危为安，缩短病程，减少手术痛苦等作用。

一、半夏泻心汤加减治疗溃疡性结肠炎的临床观察[31]

溃疡性结肠炎是机体免疫系统异常导致的结直肠黏膜和黏膜下层的慢

性炎症性疾病。近年来，由于认识和诊断水平的提高，发病率似有上升趋势。笔者用半夏泻心汤加减治疗，取得较好效果，现报告如下。

1. 临床资料

本组共32例，其中男12例，女20例。年龄最大67岁，最小28岁，平均44岁。病程最长32年，最短6个月，平均6.3年。

本组病例参照《慢性非特异性溃疡性结肠炎中西医结合诊断、辨证和疗效标准》（试行方案·1994）（以下简称《标准》）诊断为本病，并除外细菌性痢疾、阿米巴性痢疾、结肠结核等感染性结肠炎、结肠癌等疾病者，作为观察对象。

2. 治疗方法

基本方由半夏泻心汤化裁而成。处方组成：党参、黄芩、制半夏各9g，干姜3～6g，制大黄3g，黄连、炙甘草各6g。腹痛甚加木香、白芍、当归；便血加牡丹皮炭、生地榆炭、槐花炭；泄泻甚加炒薏苡仁、马齿苋；里急后重甚加升麻；腹满胁胀者加柴胡、炒枳壳；久泻不愈、腰膝酸冷者去黄连，加补骨脂、肉桂粉（后下）。每日1剂，水煎分2次服，20天为1个疗程，疗程间歇3～5天，连用2～3个疗程。

3. 观察和分级计分法

参照上述《标准》，治疗前后固定专人行肠镜检查，对主症和肠黏膜结构改变进行自身前后对照观察，按分级计分法进行统计，Ⅰ级记1分，Ⅱ级计2分，Ⅲ级计3分，症状消失为0分，统计学处理采用t检验。

4. 疗效标准与治疗结果

（1）疗效标准

参照上述《标准》，疗效分为4级。临床治愈：临床主症消失，肠镜复查黏膜病变恢复正常，大便化验正常；显效：临床主症基本消失，肠镜复查黏膜病变恢复程度达Ⅱ级以上，大便常规红、白细胞数高倍视野在3个以下；好转：临床主症及肠黏膜病变恢复程度达Ⅰ级以上，大便常规红、白细胞数在5个左右；无效：达不到有效标准的病例或恶化者。

（2）治疗结果

临床治愈者17例，显效者8例，有效者7例，无效者1例，总有效率

96.9%。平均疗程47天。

（3）治疗前后主症改善情况

按上述主症分级计分法统计，治疗前主症计分为（8.34±1.21）分，治疗后为（1.43±0.76）分，治疗前后差异有非常显著的意义（$P<0.01$）。

（4）治疗前后肠黏膜病变恢复情况

按上述分级计分法统计，治疗前肠黏膜病变记分为（5.63±1.38）分，治疗后为（1.03±0.46）分，治疗前后差异有非常显著的意义（$P<0.01$）。

5. 讨论

溃疡性结肠炎属于中医学的“久泻”“休息痢”范畴。多因患者素体脾胃虚弱，或外邪侵袭，或饮食失节，或情志失调等，导致脾运不健，邪阻大肠，传导失司。由于本病呈慢性经过，病久之后，一方面邪气因阻久而伤正，另一方面正气不足又多易为外感、饮食、情志所伤，故临床上本病常呈现本虚标实的证候，或脾胃气虚并见湿热内蕴，或兼夹气滞血瘀，或为肝郁脾虚，或阳虚而兼寒湿等证候。此外，久泻不愈，脾阳受损，脾病及肾，可导致脾肾阳虚，如再为外感、饮食、情志所伤，或为湿郁化热，或为辛燥助热，或为肝郁化火，两者相合，寒热错杂，诸症纷起。因此本病在临床上多见虚实互见，寒热错杂之证。

半夏泻心汤是仲景为治疗小柴胡汤证误下而成“心下痞”而设，化裁后可以用来治疗溃疡性结肠炎，其中黄芩苦寒泄热，《神农本草经》谓可治“肠澼泄利”；黄连苦寒专去中焦湿热，《名医别录》云“主五脏冷热，久下泄澼脓血”，而有“调胃厚肠”之功；半夏辛温燥湿消痞；干姜辛热温中散寒；少佐制大黄去肠道湿热积滞，能推陈致新，诸药合用辛开苦降，寒热并调，以治病之标。党参、炙甘草补中气，和脾胃，与干姜同用，能祛脾胃虚寒，助脾肾阳气，以治病之本。现代药理研究表明，黄连、党参、甘草有增强免疫功能的作用，黄芩、甘草有抗过敏、抗变态反应作用，这些作用与近年来报道的免疫因素、过敏因素在慢性结肠炎发病中的重要地位甚为契合。

由于本病的病因不同，病机各有侧重，如有偏重于肝郁脾虚者，有偏重于脾肾阳虚者等，所以临床上用基本方加减以兼顾之，如加木香、白芍、当归以行气活血，缓急止痛；加牡丹皮炭、生地榆炭、槐花炭以凉血止血；

加炒薏苡仁、马齿苋以清热解毒、健脾渗湿；加柴胡、枳壳以疏肝理气；加补骨脂、肉桂粉以温补肾阳等等。

本观察证明，半夏泻心汤加减治疗溃疡性结肠炎在改善主症和促进肠黏膜恢复方面具有良好的近期效果，总有效率达 96.9%，临床治愈率达 53.1%。对达到临床治愈的 4 例患者进行 1 年的随访，未再复发，说明本方尚有一定的远期疗效。其作用机制有待于今后进一步探讨。

二、中西医结合治疗急性重症胰腺炎的体会[32]

急性重症胰腺炎（severe acute pancreatitis，SAP）病情凶险，发展迅速，由于缺乏有效的特异性治疗方法，因此仍是高并发症和高死亡率的疾病，目前多主张在“个体化治疗方案”指导下，按病因、病期进行综合治疗。我们采用中西医结合的方法治疗 SAP15 例，取得良好效果。现报告如下。

1. 临床资料

15 例患者均为我院 1999 年 6 月～2003 年 1 月的住院病例，诊断符合 1998 年第 7 届全国胰腺炎外科学术研讨会制定的《急性重症胰腺炎诊治规范》[33]。其中男性 7 例，女性 8 例；年龄 17～73 岁，平均 49.92 岁；既往有高血压病 1 例、多发性肌炎 1 例。①发病原因/诱因：饮酒 1 例，暴饮暴食/油腻餐 2 例，胆结石 7 例，逆行胰胆管造影 1 例，长期使用激素 1 例，不明原因 3 例。②临床表现：腹痛 13 例，恶心、呕吐 10 例，发热（T≥38.5℃）11 例，黄疸 9 例，休克 3 例，舌红苔黄厚腻 12 例，舌淡苔白厚 3 例。③实验室检查：血清淀粉酶升高 15 例，白细胞＞16×10^9/L 6 例，血糖＞11.1mmol/L 3 例，乳酸脱氢酶＞350U/L 2 例，血钙＜2.0mmol/L 4 例，PaO_2＜8.0kPa 4 例，白蛋白降低 11 例。④并发症：假性囊肿 4 例，胰性腹膜炎 5 例，胸腔积液 7 例，低氧血症 9 例，麻痹性肠梗阻 2 例，血糖升高 8 例，胰腺脓肿 2 例，急性呼吸窘迫综合征 2 例。⑤Balthazar CT 分级：C 级 4 例，D 级 8 例，E 级 3 例。

2. 治疗方法

采用禁食、禁水，胃肠减压，胃肠道外全面营养（TPN）支持，用生长抑素和质子泵抑制剂抑制胰液分泌，抗生素防治细菌感染，维持水、电解质平衡，保持血容量，适当补充血浆、白蛋白等，在此基础上配合中药内服和/或灌肠，加芒硝全腹外敷；内服方用清胰汤加减，药用柴胡、黄连、黄芩、木香、白芍、延胡索、赤芍、生大黄、芒硝等。如为胆源性胰腺炎，则加用茵陈蒿、郁金、片姜黄。灌肠方选用大承气汤加蒲公英、莱菔子。

3. 治疗结果

观察病例中 12 例治愈，1 例好转，2 例死亡，死亡率 13.33%，死亡原因为多脏器功能衰竭。

4. 治疗体会

中西医结合治疗 SAP 能减轻病变的炎症程度，使早期手术率大大下降，从而明显降低病死率。但在配合中医治疗方面，却各有千秋。既有以辨证论治为主，也有以专方专药为主。我们观察 15 例 SAP 主要表现为痛、热、呕、黄的患者占比为 60%以上，舌苔黄厚腻和白厚者占 100%，辨证多属实证、热证、里证。病因多为饮食不节，或情志不畅，或湿热内蕴等，导致脾胃失和，肝胆郁滞，腑气闭阻，终则出现阴竭、阳脱而危及生命。其基本病机可归纳为郁（气机郁滞）、结（实邪结聚）、热（实热湿热）、瘀（血行瘀阻）、厥（气血厥乱）。因此本着“既病防变”的思想，治疗重点为清热解毒、通里攻下，同时兼顾行气化瘀燥湿。在西医治疗的基础上，配合清胰汤加减内服和/或大承气汤加减灌肠，收到良好效果。推测起效的机制与上述通里攻下、清热解毒、活血化瘀中药具有防治肠源性感染和内毒素血症，改善腹腔内器官的血液循环，抑制内毒素介导的细胞及其他炎性介质引起的过度炎性反应等作用有关。

我们的经验是，SAP 早期即可配合中药治疗，如无频繁呕吐，可鼻饲与灌肠同用；稍有呕吐，可少量多次鼻饲；频繁呕吐，可单用灌肠。有 2 例患者用上方灌肠后腹痛加剧，再参舌苔，舌淡苔白厚腻，考虑有寒积可能，遂改用大黄附子细辛汤灌肠取效。因此，辨病结合辨证，在临床上是非常必要的。此外，早通下、快通下是本病治疗的关键，方中大黄除需与芒硝同用外，还须视泻下的次数，必要时加重大黄的用量，一般以大便每日保持 2～4 次为宜。

三、半夏泻心汤在脾胃病中的临床应用[1]

半夏泻心汤出自张仲景的《伤寒论》，原为治疗小柴胡汤证误下而成“心下痞”而设，由于其精妙的配伍和突出的疗效，千百年来为后世医家所习用。今就自己学习应用本方在治疗脾胃病中的体会，与大家共同分享，不当之处敬请指正！

（一）半夏泻心汤方证条文

1. 适应证

《伤寒论·辨太阳病脉证并治下》曰：“伤寒五六日，呕而发热者，柴胡汤证具，而以他药下之，柴胡证仍在者，复与柴胡汤。此虽已下之，不为逆，必蒸蒸而振，却发热汗出而解。若心下满而硬痛者，此为结胸也，大陷胸汤主之。但满而不痛者，此为痞，柴胡不中与之，宜半夏泻心汤。”

《金匮要略·呕吐哕下利病脉证治》曰：“呕而肠鸣，心下痞者，半夏泻心汤主之”。

2. 原方及煎服法

半夏半升（12g），黄芩、干姜、人参、甘草各三两（9g），黄连一两（3g）、大枣十二枚（6枚）。

上七味，以水一斗，煮取六升，去滓，再煎，取三升，温服一升，日三服。

3. 方论

吴崑《医方考·卷一》云：“伤寒下之早，胸满而不痛者为痞，此方主之。伤寒自表入里……若不治其表，而用承气汤下之，则伤中气，而阴经之邪乘之矣。以既伤之中气而邪乘之，则不能升清降浊，痞塞于中，如天地不变而成否，故曰痞。泻心者，泻心下之邪也。姜、夏之辛，所以散痞气；芩、连之苦，所以泻痞热；已下之后，脾气必虚，人参、甘草、大枣所以补脾之虚。”

刘渡舟教授认为：“半夏、干姜辛开而温，以散脾气之寒；黄芩、黄连

---

[1] 2009年11月舟山市中医院“国医论坛”讲稿。

苦泻而寒，以降胃气之热；人参、甘草、大枣甘温调补，和脾胃，补中气，以复中焦升降功能，此即辛开苦降甘调之法。”即“辛开苦降调气机，甘温调补扶正气”。

（二）病机之争

由于对条文理解的切入点不同，关于半夏泻心汤的病机，历代医家有不同的见解：

1. 寒热互结

以清代医家柯琴为代表，认为半夏泻心汤是“寒热之气互结心下”所致。《伤寒论讲义》（李培生，上海科学技术出版社，1985 年）认为“心下痞”为寒热错杂之邪痞塞于中焦，脾胃升降失和所致，并可见恶心、呕吐等胃气不降及肠鸣、下利等脾气不升之证。

2. 胃虚有热

金代医家成无己在《伤寒明理论》中云半夏泻心汤证为“胃气空虚，客气上逆”，认为半夏泻心汤具有使“痞消热已”之功效。从成氏的论述中可以看出，半夏泻心汤证的发生与胃虚、热邪有关。清代医家王旭高也认为张仲景诸泻心汤的功效“总不离乎开结、导热、益胃”。

3. 热夹水饮

持这类观点的医家认为半夏泻心汤证是由于热邪与水饮相互搏结于心下所致。如清代医家程应施认为半夏泻心汤是“热邪夹水饮，尚未成实”。

4. 痰涎为病

清代医家秦之桢的《伤寒大白》认为半夏泻心汤等诸泻心汤证“皆是痰饮作祸”。喻嘉言也认为“诸泻心汤原以涤饮”。

5. 胃热肠寒

有些医家认为半夏泻心汤证是由于“胃热肠寒”所致，如郭子光、冯显逊的《伤寒论汤证新编》认为半夏泻心汤的基本病理是“胃热肠寒，虚实夹杂”。

6. 湿热为病

清代医家汪琥的《伤寒论辨证广注》认为半夏泻心汤是治疗“湿热不

调，虚实相伴之痞”的方剂。当代著名中医学家任应秋也认为本方病证是“湿热兼虚”。

（三）临床应用

1. 消化系统炎症性病变

半夏泻心汤治疗的消化系统炎症性病变有食道炎、反流性食管炎、贲门炎、急性胃炎、慢性胃炎、胆汁反流性胃炎、慢性萎缩性胃炎、十二指肠球炎、急性肠炎、慢性肠炎、菌群失调性肠炎、真菌性肠炎、慢性肝炎、慢性胆囊炎等。

“心下痞”为应用半夏泻心汤的第一线索。心下指胃脘部；痞通否，《易经》否卦，指天地不交流，痞塞不通；“心下痞”即胃脘胀满。

痞证是指胃脘部胀满不痛的病证，乃气机升降失常所致。中焦乃脾胃所居，是气机升降之枢纽。寒热错杂，脾胃升降失司，气机痞塞于中即成“心下痞证”。半夏泻心汤是治疗痞证的代表方。本方用姜、夏之辛，以散痞气；芩、连之苦，以泄痞热；佐以人参、甘草、大枣甘温以补脾胃之虚，而复升降之职，达到消除心下痞满的目的。用半夏泻心汤治疗的心下痞的患者，不可拘泥于“但满而不痛”，临床往往有胃脘疼痛，但不能是“心下满而硬痛”，因为“硬满疼痛”是大结胸证的主证，也是“压痛、反跳痛、板状腹”的互词，经常见于临床的急腹症。

大多数医家认为半夏泻心汤所治疗的痞证是寒热错杂于中所致。那么，寒热到底错杂于中焦的哪个部位？在人体五脏六腑中，不存在两种性质截然相反的邪气同时存在于同一脏或同一腑的现象，寒与热两种邪气也不可能同时存在于脾或胃，而应该是分别存在于脾或胃，因此“寒热错杂于中”，不是“脾寒胃热”，就是“胃寒脾热”。以药测证，方中有辛热之干姜温中补脾阳（理中汤），苦寒之芩连清胃泄热（泻心汤），正是反映了脾寒与胃热两个方面的错杂。典型表现除见胃脘胀满，肠鸣腹泻外，还可见舌红苔腻质嫩，脉弦等寒热错杂的证候。

半夏泻心汤所治疗的痞证也有虚实相互夹杂的因素在内。虚是误下伤及中气所致，实是邪气痞塞于中。方中既有姜、夏、芩、连的辛开苦降，又有人参、甘草、大枣的甘温调补，共成补泻兼施的“泻心”之剂，临床用半夏泻心汤治疗的胃肠病常有脾胃气虚的特点，对慢性胃肠病急性发作尤为适用。

胀满之症，中医常将其责之以气滞，治多用佛手、枳壳、陈皮、木香及香附等理气疏肝之品。半夏泻心汤方中虽无一味“理气药”，却对胃脘痞胀有很好的治疗作用。未用专事理气之品，却能起到消胀的效果，这正是半夏泻心汤配伍的精妙之处。

“呕吐、下利、肠鸣”是应用半夏泻心汤的另一条线索。呕吐、下利是脾胃升降失常的典型表现，《素问·阴阳应象大论》有“清气在下，则生飧泄，浊气在上，则生䐜胀，此阴阳反作，病之逆从也”之说。即脾气不升反降，可见肠鸣、下利；胃气不降上逆可见呕吐、嗳气、恶心、呃逆等。肠鸣则是由于脾失健运，气机逆乱所致。心下痞、呕吐、下利，可单独出现，也可同时出现。呕吐、下利都与湿邪有关，根据相关的经验，辨证时还应抓住“苔腻”这个重要征象。用半夏泻心汤治疗，既体现了其调和气机的作用，又发挥了半夏降逆止呕、连芩燥湿止泻的功效。

2. 消化道黏膜病变

半夏泻心汤治疗的消化道黏膜病变包括白塞病、复发性口腔溃疡、经行口糜、口腔扁平苔藓、胃十二指肠溃疡、溃疡性结肠炎等。黏膜破损是这些疾病的共性之一，《金匮要略》中狐惑病的治疗方法可供我们借鉴。

白塞病与狐惑病非常相似。《金匮要略·百合狐惑阴阳毒病脉证治》曰：“狐惑之为病，状如伤寒，默默欲眠，目不得闭，卧起不安，蚀于喉为惑，蚀于阴为狐，不欲饮食，恶闻食臭，其面目乍赤、乍黑、乍白。蚀于上部则声喝，甘草泻心汤主之。”《伤寒杂病论·辨太阳病脉证并治》曰：“伤寒中风，医反下之，其人下利日数十行，谷不化。腹中雷鸣，心下痞硬而满，干呕心烦不得安，医见心下痞，谓病不尽，复下之，其痞益甚，此非结热，但以胃中虚，客气上逆，故使硬也，甘草泻心汤主之”。验之临床用甘草泻心汤治疗白塞病确有佳效。甘草泻心汤与半夏泻心汤两方，除了在《伤寒论》的教学中还在强调其不同点，一般学术交流的文章、书籍中已经不作过细的鉴别。甘草泻心汤与半夏泻心汤药物组成一样，只是前者甘草用量较大，在具体的处方中是否重用，似乎也很难说清。所以现在很多报道甘草泻心汤治疗白塞病的文献，可以认为是半夏泻心汤的疗效。

复发性口腔溃疡等病症用半夏泻心汤治疗，同样具有很好的效果。复发性口腔溃疡不同于单纯性口腔溃疡。偶发的单纯性口腔溃疡可作为“热毒”论治；复发性口腔溃疡，除了热毒以外，还存在正气虚损的病机，寒热虚实夹杂。复发性口腔溃疡的患者，多在免疫力下降时发病，就是因为其正气不足的缘故。如一见口腔溃疡即用大量苦寒之品治疗，就会加重虚损的程度，口腔溃疡更是难以治愈。苦寒药的反复使用，脾胃的运化功能也受到很大影响，所以许多复发性口腔溃疡患者常见中气虚弱、寒热错杂证。半夏泻心汤寒温同用，补泻兼施，健脾助运，治疗上述病变，不仅能改变局部的病变，还可改善患者的体质。

溃疡性结肠炎，以腹痛、下利黏液甚或脓血为主要表现，为难治病。我们曾治疗 1 例溃疡性结肠炎患者，用本方加减治疗 3 个月后复查肠镜，出现了溃疡愈合、增生消失的效果。故推测半夏泻心汤除具有调节胃肠功能和抗炎作用外，还存在黏膜保护和免疫调节机制。课题组正在作进一步研究。在治疗上述病证时，甘草需要重用，可用 10～15g。若以口腔溃疡为主，可选用生甘草，以下利为主证时选用炙甘草，若两者均有，则生、炙甘草同用。

3. 消化道功能性疾病

半夏泻心汤治疗的消化道功能性疾病有功能性消化不良、贲门失弛缓症、胃痉挛、胃扩张、胃扭转、胃黏膜脱垂、胃下垂、胃轻瘫、幽门痉挛症、幽门梗阻、十二指肠壅积症、功能性胃肠病、胃肠功能紊乱、肠易激综合征等。这类患者的共性表现为胃肠功能的减退或紊乱，其本质的病变，在于脾胃的“升”“降”不相协调。除了胃纳减少以外，多表现为胃脘胀满不适。升之太过，降之不及，可见恶心、呕吐、嗳气、呃逆、食物反流、烧心、便秘；升之不及，降之太过则见眩晕、短气、困倦乏力、内脏下垂、黏膜脱垂及腹泻等；升降不及或太过均可出现脘腹胀满。据报道用半夏泻心汤治疗能起到双向调节的理想效果。

4. 癌前病变及肿瘤

半夏泻心汤治疗的癌前病变及肿瘤包括慢性胃炎癌前病变、食管癌、胃癌、肠癌及其他系统的恶性肿瘤。我们知道幽门螺杆菌（HP）不仅与胃炎有关，而且也是引起胃癌的重要因素。研究证实半夏泻心汤对 HP 有抑制作用，治疗 HP 相关性胃炎及癌前病变疗效确切。治疗胃癌、食管癌、肠癌，对改善全身症状、缓解肿瘤引起的梗阻症状以及增进食欲、延长带瘤生存时间等方面有一定的作用。

化疗是目前治疗肿瘤的主要方法之一，化疗的不良反应主要表现在胃肠道功能紊乱和抑制骨髓造血功能两个方面，临床表现为恶心、纳差、脘闷、腹泻、周围血象降低、体质下降等。在化疗开始前或开始时同时服用半夏泻心汤，不仅能减少化疗的胃肠道反应，还能提高化疗完成率、缓解骨髓抑制，从而提高化疗的效果。

5. 其他原因引起的胃肠病变

半夏泻心汤治疗的其他原因引起的胃肠病变有：糖尿病性胃轻瘫、糖尿病合并腹泻，肾病综合征、慢性肾功能衰竭呕吐症，妊娠恶阻、妊娠呃逆、妊娠泄泻，胃大部切除后胃轻瘫、胃肠道术后功能紊乱等。这类病证，本非消化系统疾病，但无一例外都有明显的消化道症状。在具有痞、呕、利诸症，或寒热虚实错杂的病理机制下，适宜用半夏泻心汤治疗。肾病综合征或肾功能衰竭虽病位在肾，但就临床表现而言，湿浊弥漫，寒热错杂于中，中焦升降失常，常出现心下痞闷，恶心呕吐，口干口苦，大便不调。半夏泻心汤能寒热并调，恢复中焦升降，清热化湿，降逆和胃，故可用其加味治之。对湿浊弥漫，呕吐、胸闷较甚者，治疗时仿大半夏汤之意，重用半夏；为加强泻浊之力，必要时，可配用大黄。

此外，诸如葡萄膜炎、寻常性痤疮、荨麻疹、贫血、剥脱性唇炎、腋汗、眩晕、失眠、梅核气、癔症、咳嗽等，均有应用本方治疗的报道。这些疾病用半夏泻心汤为主进行治疗，无外乎以下几个原因：一是除了病变本身的症状外，还有一些胃肠道的症状，有的甚至出现痞、呕、利等半夏泻心汤证的典型表现；二是病证既寒又热，既虚又实，寒热虚实错杂；三是该病证与中焦气结、升降失司有关。

（四）结语

半夏泻心汤配伍精妙，临床应用广泛。辛开苦降甘调，诸药合用，共奏泄热补虚、升清降浊、散结消痞之功，开治疗脾胃病之一大法门。心下痞、呕吐、下利、肠鸣是半夏泻心汤证的主证，抓住这些主证，是应用半夏泻心汤的关键。但临证之时，又并不拘泥这些症状。如若辨明寒热虚实错杂或中虚湿热的病机，皆可用半夏泻心汤加减治疗。当然，临证应依据寒与热、正虚与邪实之轻重，调整辛温药与苦寒药、扶正药与祛邪药的药量，也不可不知。

（张国梁）

第三节 临证感悟与实践心得

本节主要收录作者在读经典、做临床过程中，对个别实际问题的思考、感悟，如对“六经病欲解时”的科学性探讨，以及对一些常见病如肺结节、失眠、血脂异常等治疗经验的总结。

一、从时间生物医学角度谈对“六经病欲解时”的认识[34]

自 1937 年国际时间生物学会创建以来，时间生物学对医学的渗透逐渐增强，一门新兴的生物学科分支——时间生物医学已经形成，其中的方法和观点越来越多地被临床医务工作者所掌握、应用。

兹从时间生物医学的角度，对《伤寒杂病论》“六经病欲解时”谈一些粗浅认识。

1.“六经病欲解时”的科学性

时间生物医学认为，随着自然界明-暗周期的变化，机体内也会出现相应的昼夜节律变化，如体温、脉搏、血压以及血液中肾上腺皮质激素浓度的昼夜变化，这是一种机体与自然环境的“同步”现象。但这种变化不是简单地为适应某些外界环境而产生的周期性活动，而是由于体内存在着“自由节律”所致。这种自由节律不仅具有先天性和内源性，而且具有遗传倾向。对人和动物的研究证明了这种节律的存在。如将啮齿动物（或其他动物）去除眼睛传递的明-暗周期（使它失明或遮住眼睛），或使动物处于明亮的环境中，它的皮质类固醇节律及其他变量的节律将继续保持。中医学有关昼夜阴阳消长的理论也基本符合这种“自由节律”的观点。昼夜阴阳消长理论认为，夜半阳气还（生），平旦阳气升，日中阳气隆，日西阳气虚。每一昼夜，夜半至平旦、日中，阳生于“子”，极于“午”，表现为阳气渐进，阴气渐退；自日中到黄昏、夜半，阴生于“午”，极于“子”，又表现为阳气渐退，阴气渐进。因此，一昼夜间，阳气从无到有，从盛到衰，呈现一个半圆形的昼夜节律变化，月月年年，概莫能外。人与天地相应，与日月相参，阴阳的进退升降，一日之内既然按时而不同，那么人体内的阳气也会因时而有盛有衰。阳气的盛极与衰极时间正好与血中环磷酸腺苷（cAMP）浓度的高峰与低谷时间一致。阳气是正气的重要组成部分，阳气的盛衰必然会影响机体的抗邪能力，使这种能力在一昼夜的不同时间内，产生强弱的变化。因此，《灵枢・顺气一日分为四时》有“夫百病者，多以旦慧、昼安、夕加、夜甚”的论述。有人对死亡规律的研究也发现夜半子时的死亡率明显高于其他时辰，认为是夜半阴隆为重阴的缘故。

由于上述昼夜阴阳消长节律的存在，再加上“六经病”是由于天之六淫侵袭人体，正不胜邪，导致脏腑、经络、气血功能失调，而产生的不同层次的病理变化。它们的病位、病势、病情各不相同，因此，“六经病”有六个不同的“欲解时”也就不足为怪了。

2.“六经病欲解时”的机制探讨

对“六经病欲解时”机制的阐述，自古至今，众说纷纭。问题的关键是对各经病的解释缺乏统一的标准。今人李克绍先生认为，要阐明这个机制，首先要找出各经病欲解的“中心时”，然后再根据“六经病”与阳气升降盛衰的关系进行解释。

《素问・生气通天论》云：“阳气者，一日而主外，平旦人气生，日中而阳气隆，日西而阳气已虚，气门乃闭。”张景岳注云：“平旦人气生，以日初升也；日中阳气隆，以日当午也；日西阳气虚，以日渐降也。”人体之阳，若天与日，天阳由于日之升降而有盛衰，人之阳气亦如此。这是一种机体与外界环境的“同步”现象。时间生物医学的研究已初步证明，血中cAMP的浓度有昼夜节律的变化，日中阳气隆时浓度最高，夜半阴气盛时浓度最低。这与中医学的昼夜阴阳消长节律基本同步。

“太阳病，欲解时，从巳至未上”，其中心时是午时。它的“欲解时”，是以午时为中心，早不过巳时，晚不过未时。午时是一日中阳气最盛之时，人体的阳气亦随天阳而盛于外，此时，机体抗御太阳病的能力最强，犹如麻黄、桂枝之助阳解表，因此太阳病可解于此时。“少阳病，欲解时，从寅至辰上”，是以卯时为中心，早不过寅时，晚不过辰时。卯时是日出阳升之时，少阳病解于此时，是被郁之少火，随天阳之升而容易舒发，这和柴胡之发越郁阳有殊途同归之意。“阳明病，欲解时，从申至戌上”，是以酉时为中心，早不过申时，晚不过戌时。酉时是日入之时，日入到阳气已虚，虽盛于卯时，但一为初升，一为暮归，两者趋势不同，又阳明病本属阳热过亢，因此其解于“阳虚”之时，亦犹得石膏、芒硝、大黄可以泻热之意。昼为阳，与三阳相配，所以三阳病解，虽然有早、中、晚之分，但都在白天。

三阴病解，也与阳气有关。中医学的理论认为：从子时到卯时，是阳气从无到有，渐生渐长的过程。体内的肾上腺皮质激素的分泌也有这种倾向。血中尿17-羟皮质类固醇（17-OH-CS）的浓度从凌晨4点左右开始上升，6点到8点最高，白天逐渐下降，22点到凌晨3点前后最低。它的分泌方式为阵发性，变化曲线为棘状波形起伏。每天因阵发性分泌造成的冲击波峰有10余次，75%集中在后半夜到早晨9点之间。这与阳气从无到有的节律有相似之处。

“太阴病，欲解时，从亥至丑上”，是以子时为中心，早不过亥时，晚不过丑时。夜半子时，是阳气内生之时，阴得生阳之气则解，所以太阴病解于此时，犹如得干姜之温脏。“少阴病，欲解时，从子至寅上”，是以丑时为中心，早不过子时，晚不过寅时。夜半阳气还，虽然有助于扶阳抑阴，但子时之阳，毕竟是阳之初生，尚不能消除少阴病的肾阳虚衰，还有待于阳生之后再逐渐伸张，因此少阴病解于此时，犹如得大辛大热之附子。“厥阴病，欲解时，从丑至卯上”，是以寅时为中心，早不过丑时，晚不过卯时。寅在卯前，是天之阴将尽阳将升的交接之时，虽然其中心时比少阳病提前一个时辰，但少阳生发之机已初具端倪，因此，厥阴病将在此时由阴出阳而解。夜为阴，与三阴相配，所以三阴病解都在夜半与天明的阳生阳长之时。

3. 临床应用“六经病欲解时”的意义

虽然“六经病欲解时”的物质基础尚未得到充分地阐明，但由于它是仲景临床经验的总结，因此并不妨碍我们在临床上应用。时间药理学的研究证明：由于机体的生物系统不断发生节律性的变化，因而在不同的昼夜时相内，机体在生物化学方面的性质也不同。因此，机体对不同时间所给予的相同刺激反应不同；同一种药物，同样的剂量，在不同的时间内，对机体所起的作用也不同。这就是“药物易感性节律”。鉴于这个观点，临床上应用“六经病欲解时”的理论，至少有以下两方面的意义：

（1）提高临床疗效，减少不良反应

由于六经病在“欲解时”机体功能相对旺盛，对药物的反应较敏感，因此如果选择在“欲解时”给药，就可使药物发挥更大的作用，而对于不良反应较强的药物，就可适当减少剂量。如果在其功能低下、反应不敏感的相对时间给药（对肾的研究已证明这一点），就必须给予更大的剂量，以便使药物在体内的浓度维持在一定的水平，从而较大限度地利用药物的量效关系，提高临床疗效，减少不良反应。用“六经病欲解时”的理论指导临床常可收到意想不到的效果。据报道，曾有人治疗1例左侧输尿管上段结石的患者，患病近2年，结石呈枣核大小，左肾中度积水。患者表现为面色㿠白、心悸乏力、腰膝酸痛、排尿无力。经用补肾益气、利水通淋之剂治疗4月余，复查肾-输尿管-膀胱摄影，结石影不仅未下行，反上移近2cm。经反复思考，认为病在少阴，“少阴病，欲解时，从子至寅上”，于是嘱患者改在夜半12时服用上药。连服12天后，在清晨排出1枚枣核大小多刺的结石。

（2）把握时机，因势利导

疾病既可以扰乱体内的生理节律，也可以使这些节律的出现提前或推迟。从这种意义上说，疾病的过程是由生理节律到病理节律的转化过程。因此如果能在机体功能相对旺盛的时候用药，就能借助机体自身的抗病能力，在祛除外邪的同时，造成一种与机体“自由节律”同步的人工涨落，从而诱导其重新恢复疾病前的正常节律，重新进入有序的阴阳消长转化轨迹，使疾病向痊愈的方向发展。叶天士早在三百多年前就指出，补肾（阳）药应在早晨服用。早晨或午前给予温补肾阳的药物，就能在阳气升发之时，更能发挥药物的温阳功能，使被扰乱的昼夜阴阳节律恢复正常。现代的研究也证实，对肾阳虚的患者，用温阳补肾的药物治疗，其促肾上腺皮质激素（ACTH）试验的延迟反应可以恢复或好转。

二、关注中药注射剂的不良反应[35]

随着中药注射剂在临床应用机会不断增多，其不良反应出现的概率也越来越高，今就工作中发现的2例应用刺五加注射剂引起的不良反应报告如下，以期引起同道的关注。

1. 案例一

患者，男性，64岁，因"左下肢乏力8个月，加重10天"入院。诊断为腰椎间盘突出症。予10%葡萄糖250mL加入刺五加注射剂60mL静脉滴注，滴至150mL左右时，出现寒战、胸闷、腹部胀痛，急查T37.4℃，R 20次/分，P 80次/分，BP 150/90mmHg，双肺呼吸音清，无啰音，心率80次/分，心律齐，未闻及病理性杂音，腹平软，全腹轻压痛，无反跳痛，无肌卫反应。即停止静滴刺五加注射剂，并吸氧，静脉推注地塞米松注射液5mg，尼可刹米注射液0.375g，肌内注射硫酸罗通定注射液60mg，1小时后症状好转，2天后出现口唇疼痛，3天后口唇周围红肿，出现疱疹，予双黄连口服液内服，季德胜蛇药片外敷，8天后疱疹全部消失。

2. 案例二

患者，女性，66岁，因"腰痛20余天，加重2天"入院，诊断为胸、腰椎压缩性骨折，骨质疏松症。发病期间曾用0.9%生理盐水250mL，加入刺五加注射液60mL静脉滴注。滴至约125mL时，出现胸闷、心悸、寒战、发热，查：T 39.4℃，R 20次/分，BP 128/90mmHg，心率90次/分，心律齐，未闻及杂音，两肺呼吸音清，无啰音。即停用刺五加注射液并吸氧，静脉推注地塞米松注射液5mg和尼可刹米注射液0.375g，约45分钟后症状缓解。2天后口唇见红色疱疹、疼痛，予双黄连口服液内服，局部甘油外搽，1周后结痂、脱落。

3. 按语

上述2例患者均在静滴刺五加注射液的过程中出现寒战、胸闷、心悸等症状，用药后2～3天又出现口唇疱疹，可诊断为刺五加注射液所致的过敏反应，且属于超说明书用药导致的过敏反应。

中药临床应用的不良反应，包括毒副作用，一直以来未引起医生及患者的足够重视，但确实客观存在。近年来随着中药注射剂品种逐步增加，临床使用机会越来越多，出现过敏反应的报道也时有所见，分析其中的原因，一是中药注射剂制作工艺复杂、标准不一，造成产品质量不稳定。二是临床医生不熟悉中药注射剂的使用要求，如超说明书用药（如药物浓度过高、超出适应证范围等）、与西药不合理配伍、多种中药注射剂联用、静脉滴注速度过快等，都会增加不良反应发生的概率。刺五加注射液过敏反应既往少见报道，但临床时有所见，我们应从中吸取经验教训，使用时严格按照说明书的要求，用药期间密切观察，发现问题及时处理，避免给患者造成更大的伤害。

三、血脂异常的中医治疗❶

血脂是血浆中的中性脂肪和类脂的总称，中性脂肪包括甘油三酯和胆固醇，类脂包括磷脂、糖脂、固醇、类固醇。它们广泛存在于人体中，是生命细胞基础代谢的必需物质。甘油三酯参与人体能量代谢，胆固醇主要用于合成细胞浆膜、类固醇激素和胆汁酸。血中的脂类含量超过正常浓度，主要是指甘油三酯和/或胆固醇水平升高，称为高脂血症。由于血浆脂质为脂溶性物质，必须在血液中与蛋白质结合成为水溶性的脂蛋白，才能在体内运输、分布，所以高脂血症也常称为高脂蛋白血症。近年来，由于认识到血浆中低密度脂蛋白胆固醇水平升高及高密度脂蛋白胆固醇水平降低也是一种血脂代谢紊乱，因而称为血脂异常更能全面、准确地反映血脂代谢紊乱状态。

血脂水平异常，可直接引起一些严重危害人体健康的疾病，如动脉粥样硬化、冠心病、胰腺炎等。

中医虽没有“血脂异常”的病名，但历代文献中有一些类似的记载，散见于“脂”“膏”“肥贵人”“痰饮”“湿阻”“瘀血”等内容中。在生理方面，如《灵枢·卫气失常论》说：“人有脂、有膏、有肉”。《灵枢·五癃津液别》指出：“五谷之津液，和合而为膏者，内渗于骨空，补益脑髓，而下流于阴股。”清代名医张志聪认为“中焦之气，蒸津液化其精微……溢于外

❶ 撰于2006年5月。

则皮肉膏肥，余于内则膏肓丰满”。说明脂膏源于水谷，经过胃的受纳、脾的运化，变成精微物质，然后经肺的敷布，转输血脉变成营血，化为膏脂。正常膏脂运行于脉中，营养五脏六腑、四肢百骸及脑髓。在病因病机方面，如《素问·通评虚实论》指出：“肥贵人，则膏梁（粱）之疾也”；《素问·生气通天论》指出：“味过于甘，心气喘满，色黑，肾气不衡。”《金匮要略·血痹虚劳病脉证并治》提出“夫尊荣人骨弱肌肤盛”；李东垣认为“脾受胃禀，乃能薰蒸腐熟五谷也”，如清气不升，由“谷气闭塞，而下流成湿”。这些都说明本病的发生与肥胖、过食肥甘厚味有关，涉及的脏腑有肾、脾、肝。在治疗方面，《金匮要略》创立了“病痰饮者，当以温药和之”的治疗大法；《丹溪心法·中湿》也提出“凡肥人沉困怠惰，是湿热，宜苍术、茯苓、滑石”；《石室秘录·卷三·肥治法》认为“肥人多痰，乃气虚也……必须补其气……而当兼补命门之火；盖火能生土，而土自生气，气足而痰自消，不治痰正所以治痰也”，并创“补气消痰饮”。说明补气、化痰、燥湿、利湿为治疗本病的常法。在预后方面，《素问·奇病论》认为：“肥者令人内热，甘者令人中满，故其气上溢，转为消渴。”因此，若不对本病加以重视，则“消渴”“胸痹”“眩晕”“中风”等变证丛生，将给人体健康带来极大的危害。

（一）病因病机

1. 西医认识

临床上，影响血浆脂质和脂蛋白含量变化的因素很多，如进食高脂食物，营养过剩及肥胖，血浆脂质会显著增高，而运动和体力活动可使之降低。此外，年龄、性别、某些疾病与药物、吸烟、妊娠、精神紧张以及遗传等因素，也能影响血脂和脂蛋白水平。通常根据引起高脂蛋白血症的原因将其分为原发性和继发性两类。原发性高脂血症是由于遗传基因的缺陷所致，遗传倾向明显，多具有家族聚集特点，因此又称为家族性高脂血症；原因不明的非家族性高脂血症称为散发性高脂血症或多基因性高脂血症。继发性高脂血症多见于系统性疾病所致者，如糖尿病、甲状腺功能减退症、肾病综合征、胰腺炎、肝内外胆管梗阻性疾病、糖原贮积症（Ⅰ型）、系统性红斑狼疮、痛风、脂肪肝等。这些疾病都通过影响调节脂蛋白代谢中的载脂蛋白、脂蛋白受体、脂蛋白代谢酶等活性，导致各种各样的血脂异常。

2. 中医认识

（1）病因

中医认为造成血脂异常的原因主要有以下几个方面：①饮食不节，嗜食肥甘酒酪，湿热内生，蕴酿成痰，又可损伤脾胃，致水谷运化失司，脂浊停留体内，可发为本病。②好逸恶劳，久坐伤肉，久卧伤气，脾虚气弱，不能运化水谷精微，可导致体内脂浊堆积。③情志所伤：五脏皆能藏神，七情内伤，肝胆疏泄失利，影响其他脏腑功能失调，升降失序，可导致脂质转运失常，发为本病。④年老体弱，中年以后，肾气渐衰，火不生土，脾失健运，致湿浊内聚，痰瘀渐生，滞留血脉，发为本病。⑤久病正虚，久病气血阴阳虚衰，阴血亏虚，血行涩滞；气阳衰微，鼓动无力，均可聚湿成痰，化瘀为浊，留注脉道。⑥禀赋不足，先天肾气不足，后天脾失健运，致水谷精微不归正化，痰浊膏脂停聚，发为本病。

（2）发病机制

中医认为，血脂异常的发生发展机制主要与以下几个方面有关：①发病，渐积而成，缓慢发生。②病位，主病在心与血脉，与脾、肝、肾关系密切。③病性，本病属本虚标实之证，本虚是指脏腑虚损，功能失调，标实主要是指水湿、痰浊、血瘀变生脂浊，留滞体内脉道。④病势，初起膏脂堆积较少，临床可无任何症状，但随着脂浊增多，日久侵心肺、扰肝胆、损脑络，则可变生他证。⑤病机转化，如脾失健运，肺失通调，肝失疏泄，肾失开合，水液转输失司，水湿内停，蕴湿成热，化浊为痰，同时水谷不化，津血反成脂浊、痰浊、瘀血，阻滞脉道，日久均可酿成本病。如情志调达，饮食有节，起居适宜，治之如法，则水湿、痰浊、瘀血、脂浊渐化，脏腑虚损渐复，病有向愈之机；反之，则变生胸痹心痛、中风、痴呆、胁痛、痞积、眩晕、消渴、水肿等疾病。

（二）临床表现

1. 症状

血脂异常多病情隐匿，常无明显临床症状。原发性者往往在童年甚至婴儿期即发病。多数患者属于继发性而伴有某种原发病。

2. **体征**

可能见到黄色瘤、肥胖、角膜老年环以及高脂血症眼底改变等。

3. **常见并发症**

根据不同的临床类型，可见阵发性腹痛、糖尿病、急性胰腺炎、游走性关节炎，血脂升高显著者可出现高黏血症表现，病久者出现动脉粥样硬化表现。

（三）诊断要点

诊断主要靠生化检查。由于血脂异常无明显临床表现，因此，对冠心病、脑血管病或周围动脉粥样硬化病、高血压、糖尿病患者，肥胖、吸烟者，有冠心病或动脉粥样硬化家族史者，尤其是其直系亲属中有早发病或早病死者；有黄瘤或黄疣者；有家族性高脂血症者，应重点检查。对 40 岁以上男性和绝经期后女性也可考虑检查。

首次检查发现血脂异常，应在 2～3 周内复查，若仍然异常，则可确立诊断。

（四）治疗

中医治疗主要有病证结合辨治、分型辨治、专病专方等手段。

1. **临床思路与治疗原则**

（1）辨病与辨证相结合

由于血脂异常的患者无明显的自觉症状，问诊所能收集到的证据有限，更多的需依靠细致入微的望诊、切诊及实验室检查，“有诸内，必形之于外”，因此临证采用辨病与辨证相结合的方法，显得尤为重要。

（2）未病先防

血脂异常的患者，虽有正气不足及痰浊、湿浊、瘀血停滞的病理改变，但无明显的临床表现，即“无所苦”，患者往往不会引起足够的重视，可它的危害是客观存在的，因此及早干预及药物治疗是必要的。如调整饮食结构、控制体重、坚持运动、适当饮用降脂茶等。

（3）既病防变

血脂异常严重的患者，或伴有眩晕、肥胖、心悸等病症，就应该按照辨证论治的方法，采取诸如化痰祛瘀、益气健脾、补益肝肾、清热祛湿等治法，以改善症状，纠正脂质代谢紊乱，防止其演变为“胸痹”“真心痛”“中风”等疾病。同时，可在辨证的基础上，加用药理研究证实有降脂作用的中药，如何首乌、女贞子、泽泻、大黄、山楂、虎杖、丹参、川芎、鸡血藤、蒲黄、姜黄、桃仁、红花、三七、郁金、土鳖虫、没药、地龙、水蛭等。

2. 分型辨治

各家对本病分型，意见尚未统一，本书参考《现代中医治疗学》（郭子光，四川科学技术出版社，2002），分五型进行辨治。

（1）痰湿内盛证

血脂升高，症见形体肥胖，脘腹闷胀，肢体沉重麻木，舌淡红，苔白腻，脉濡或滑。治宜祛痰利湿化浊。方用茵陈降脂方：茵陈、泽泻、虎杖各15g，荷叶、瓜蒌各12g，陈皮6g。加减：如痰湿化热者，可加大黄、栀子以清热泄浊；心下痞闷，可加黄连、半夏以宽胸消痞；酒湿重者，可加枳椇子、葛花以解酒。

（2）脾肾虚亏证

血脂升高，症见体倦乏力，腰酸腿软，耳鸣眼花，年迈体弱，脉沉细，舌质红或淡胖，苔少或舌苔薄白。治宜益气养阴滋肾。方用黄精降脂方：制何首乌12g，黄精20g，桑寄生30g，山楂15g。加减：如面浮肢肿者，可加黄芪、泽泻、防己以补气利水消肿；气短乏力、纳少便溏者，去制何首乌，加党参、茯苓、白术以益气健脾；畏寒肢冷、夜尿频多者，可加仙茅、淫羊藿、金樱子，或附子、肉桂以温肾助阳。

（3）血瘀痰浊证

血脂升高，症见胸胁刺痛，或形体肥胖，或肢体沉重，舌质暗红或有瘀斑，脉涩。治宜活血化瘀祛痰。方用通脉降脂方：川芎、红花、姜黄、薤白各10g，赤芍、瓜蒌皮各12g，丹参15g，葛根30g。加减：如胸闷心痛者，可加延胡索、失笑散以行气活血止痛；胁下痞块者，可加鳖甲、牡蛎以软坚散结；肢麻、乏力者，可加黄芪、桂枝以补气通络。

（4）肝郁气滞证

血脂升高，症见头昏眩晕，胁胀嗳气，性情急躁，舌红苔薄黄，脉弦。

治宜疏肝理气。方用疏肝降脂方：柴胡、决明子各 15g，鸡内金、郁金各 12g，陈皮 6g，山楂、川芎各 10g，荷叶 18g。加减：如肝郁化火者，可加栀子、牡丹皮、龙胆草、夏枯草以清肝泻火；心烦失眠者，可加炒酸枣仁、首乌藤以除烦安神；腹胀纳差者，可加大腹皮、炒莱菔子、焦山楂、焦六神曲以消食导滞。

（5）阴虚阳亢证

血脂升高，症见眩晕头痛，烦躁易怒，失眠多梦，腰膝酸软，耳鸣目涩，五心烦热，肢麻，盗汗，舌红少苔或无苔，脉弦细数。治宜滋阴潜阳，方用天麻钩藤饮加减：天麻 6g，钩藤（后下）、杜仲、白芍、桑寄生、女贞子各 12g，栀子、牛膝各 10g，石决明（先煎）30g，首乌藤 20g，决明子 15g。加减：如心悸气短者，去牛膝、栀子、桑寄生，加党参、麦冬、五味子以益气养阴；阴虚热甚者，去桑寄生、牛膝，加知母、黄柏以滋阴清热；头胀头痛者，可加菊花、白蒺藜以清肝泄热。

3. 古今效方精选

（1）侯氏黑散（《金匮要略》）

组成：菊花 30g，白术 10g，细辛 3g，茯苓 15g，牡蛎 10g，桔梗 10g，防风 10g，人参 6g，明矾 3g，黄芩 10g，当归 6g，川芎 6g，桂枝 6g，干姜 3g。

效用：化痰降浊。用于痰、浊、脂停聚之高脂血症。

用法：每日 1 剂，水煎 200mL，每次 50mL，每日三餐后半小时及睡前口服。

（2）防风通圣散（《宣明论方》）

组成：防风 6g，黄芩 9g，白芍 6g，桔梗 9g，麻黄 6g，滑石（包煎）20g，黑山栀 6g，石膏（先煎）15g，川芎 6g，荆芥 6g，甘草 12g，制大黄 6g，连翘 6g，薄荷（后下）6g，芒硝（后下）6g，当归 6g，白术 6g，生姜 9g。

效用：疏理三焦，降脂泄浊。用于痰、脂、瘀停聚之高脂血症。

用法：每日 1 剂，水煎分两次服。

（3）血府逐瘀汤（《医林改错》）

组成：当归 9g，生地黄 9g，桃仁 12g，红花 9g，枳壳 6g，柴胡 9g，桔梗 5g，川芎 5g，赤芍 6g，牛膝 9g，甘草 3g。

效用：活血化瘀，行气止痛。用于气滞血瘀型高脂血症。

用法：每日 1 剂，水煎分两次服。

（4）茵陈五苓散（《金匮要略》）

组成：茵陈 30g，茯苓 9g，猪苓 9g，白术 9g，泽泻 15g，桂枝 6g。

效用：清热利湿，降浊退黄。用于原发性高脂血症属于湿热壅滞者。

用法：每日 1 剂，水煎分两次服。

（5）八味地黄丸（《医宗金鉴》）

组成：知母、黄柏、熟地黄、山萸肉、山药、牡丹皮、茯苓、泽泻。

效用：滋阴降火。用于肝肾阴虚型高脂血症。

用法：每日 1 剂，水煎分两次服。

（6）祛脂方（朱曾柏）

组成：瓜蒌 20g，法半夏 12g，焦山楂 10g，郁金 10g，泽泻 15g，茵陈 15g，茯苓 10g，陈皮 6g，甘草 3g。

效用：祛湿化痰，升清降浊。用于脾虚痰郁型高脂血症。

加减：如肝气逆乱，肝阳上亢，加决明子；伴高血压动脉硬化，血脉不利，加葛根、槐花以舒筋柔脉，也可吞服少许水蛭粉以活血行血；年老体衰，阴精亏损者加何首乌、黄精、杜仲等。

用法：每日 1 剂，水煎分两次服。

（7）双降汤（朱良春）

组成：水蛭 3g，地龙 10g，黄芪 30g，丹参 15g，当归 10g，赤芍 10g，川芎 10g，泽泻 10g，生山楂 10g，豨莶草 10g，甘草 3g。

效用：补气化痰祛瘀。用于气虚痰瘀型高脂血症或伴高血压者。

用法：每日 1 剂，水煎取汁，水蛭研极细末，分两次以药汁冲服。

（8）固本降脂丸（林水森）[36]

组成：熟地黄、何首乌、枸杞子、肉苁蓉、巴戟天，各药均粉碎成细末，按传统方法水泛为丸，如梧桐子大。

效用：补肾养精。用于高脂血症属肾虚精亏者。

用法：每日 10g，分两次饭后吞服。3 个月为 1 个疗程。

（9）降脂通脉饮（邵念方）[37]

组成：何首乌 30g，金樱子 30g，决明子 30g，生薏苡仁 30g，茵陈

24g，泽泻 24g，生山楂 18g，柴胡 12g，郁金 12g，酒制大黄 6g。

效用：滋阴降火，导滞通脉，泻浊洁腑。用于高脂血症属正虚邪滞者。

加减：偏于肝肾阴虚、肝阳上亢，症见眩晕明显者加桑寄生 30g、生赭石 30g；偏于脾失健运，脘腹痞闷，倦怠乏力者，去金樱子，加黄芪 30g、茯苓 15g、炒莱菔子 12g；偏于经脉痹阻，症见肢体麻木疼痛者，去金樱子，加丹参 30g、炒桑枝 30g、桃仁 12g、路路通 12g；偏于肝肾不足、目失濡养，症见视物弱者，加茺蔚子 12g、青葙子 12g、杭菊花 12g。

用法：每日 1 剂，水煎分两次服。

（10）补肾调脂汤（赵时雨）[38]

组成：黄芪 30g，枸杞子 30g，菟丝子 30g，三棱 15g，莪术 15g，当归 15g，赤芍 15g，川芎 9g，山楂 30g，水蛭 3g，泽兰 15g。

效用：补肾活血化瘀。用于中老年高脂血症属肾虚血瘀者。

用法：每日 1 剂，水煎分两次服。

4. 单方验方

白矾、郁金各等份，共为细末。每服 6g，每日 3 次，饭后服。适用于痰瘀阻滞者。

决明子、荷叶各 10g，煎沸或泡水代茶饮。适用于脾虚湿盛者。

虎杖 15～30g，水煎服，每日 1 次。

山楂干品 30～40g，或鲜山楂 60g 浓煎取汁，加粳米 100g 煮粥食用。

5. 中成药

（1）绞股蓝总苷片

每日 3 次，每次 2 片。2 个月为 1 疗程。适用于血脂异常属肝肾两虚者。

（2）脂必妥片

每日 3 次，每次 3 片。适用于血脂异常属痰瘀内阻者。

（3）血脂康片

每日 3 次，每次 2～4 片。适用于血脂异常属痰瘀内阻者。

（4）月见草油胶丸

每日 2 次，每次 1.5～2g。适用于血脂异常属肾虚者。

（5）首乌降脂片

每日 3 次，每次 5 片。适用于血脂异常属肝肾阴虚者。

6. **其他治疗**

（1）针刺

取穴：内关、心俞、曲池、间使、足三里、三阴交。手法：每次辨证选取3～5穴，日针1次，留针20～30分钟，10次为1个疗程，休息2～5天后可行第2个疗程，可针刺1～4个疗程。

（2）耳针

取心、肝、肺、脾、内分泌、肾、直肠下段等穴，或取敏感点。每次辨证选取3～5穴，用王不留行籽或磁珠压穴。3天换1次，休息2天为1个周期，7个周期为1个疗程。

（3）推拿

自我推拿法：揉内关，先左后右；揉屋翳、渊腋、辄筋，重点揉左侧，每穴揉30次；摩肾堂，运膏肓各50次；肾虚者加揉三阴交、涌泉；失眠、便秘者仰卧作顺时针方向摩腹；气血两虚者摩中脘、天枢、气海，按脾俞、胃俞、足三里；痰浊甚者揉天突、膻中。每日2～3次。

（五）预防与调护

1. **预防措施**

血脂异常是引发心脑血管疾病的主要原因之一，因此预防尤其重要。平时应多参加室内外运动，做到劳逸适度；少吃肥甘厚腻和煎炸之品，多吃水果蔬菜，饮酒要适量，适当控制体重；精神弛张有度，保持乐观情绪。要加强对超重和肥胖儿童的关注。婴儿期应尽量采用母乳喂养，发现儿童有超重或肥胖表现，应及早调整控制饮食，加强运动，必要时给予调脂或减肥治疗。

2. **调护要点**

（1）生活调护

一是要做到起居有时。作息要规律，居处宜安静，空气要新鲜。二是要积极参加各种体育锻炼。首先要持之以恒，至少每周保持5次，每次30分钟的运动时间；其次要保证一定的运动强度，一般运动以后1小时的心率应保持在最大心率的60%～80%（最大心率＝220－年龄）；再次要选择合适的运动项目，如快走、慢跑、骑自行车、游泳等。

（2）饮食调理

首先，要平衡膳食，戒烟限酒是预防血脂异常的基础。切忌暴饮暴食和偏食。对于超重或肥胖者，控制总热量，减轻体重尤为重要。其次，血脂异常患者应坚持饮食营养平衡，提倡清淡饮食，多吃水果蔬菜，限制肥腻、油炸、高糖食品，少吃动物内脏、蛋黄、贝类等。再次，可适当食用具有调脂作用的药茶、药膳，如绞股蓝茶、桑寄生茶、芝麻糊等。

（3）情志调摄

现代社会工作节奏快，精神压力大，易产生焦虑、急躁、惊恐、担忧等不良情绪，因此，要学会排解、宣泄不良情绪，“移情易性”，分散注意力，保持良好的心态。

四、宣肺清热、化痰散结法论治肺结节经验[39]

近年来，肺结节（pulmonary nodule，PN）的检出率不断升高，相当一部分的早期肺癌患者检查出肺微小结节，尤其是磨玻璃结节，因此 PN 越来越受到临床的关注。PN 是指肺内直径≤3cm 的类圆形或不规则形病灶，影像学表现为密度增高的阴影，可单发或多发，边界清晰或不清晰。目前，西医学治疗以手术治疗或定期随访为主，但缺乏行之有效的早期干预措施。有研究证实，中医药通过辨证施治，一方面可改善患者的症状，提高其生活质量；另一方面可有效缩小结节、预防结节恶变，从而缓解患者的恐慌心理。

张国梁老师认为，运用中医药的独特优势，一方面通过局部靶向治疗，软坚散结、抗癌解毒，可促进结节消散和吸收；另一方面通过整体治疗，清热解毒、化痰祛瘀，阻遏 PN 病情发展，“治其未成，救其未败”，达到防癌、控癌的目的。现将张国梁老师治疗 PN 的临证经验总结如下。

1. 肺结节的病因病机

PN 归属于中医学肺积、癥瘕、窠囊、息贲、痰核等范畴。《杂病源流犀烛·积聚症瘕痃癖痞源流》载：“邪积胸中，阻塞气道，气不宣通，为痰为食为血，皆邪正相搏，邪既胜，正不得而制之，遂结成形而有块。”《难经·五十六难》记载：“肺之积，名曰息贲。”《医林绳墨·积聚》记载：

“积者阴也，五脏之气，积蓄于内以成病也，于是……症之所因，皆因痰之所起，气之所结耳……积者，痰之积也，血之积也。”喻嘉言在《寓意草》中形象地描述了窠囊的病位“窠囊之痰，如蜂子之穴于房中，如莲子之嵌于蓬内，生长则易，剥落则难”“而肺中之窠囊，实其新造之区，可以侨寓其中”。

关于 PN 的病因病机，现代医家多从外感内伤、脏腑虚弱、气滞、痰瘀等方面进行阐述。奚肇庆教授指出 PN 的病机为五脏气虚，风邪为患，邪实积聚，尤重风邪，风可外受，又可内生，日久导致气、痰、瘀互结肺络。范伏元教授认为正气亏虚、复感外邪为肺磨玻璃结节的发病基础，气滞湿阻、痰瘀凝滞为其基本病机。花金宝教授认为 PN 的形成与痰瘀密切相关。郑舞等认为痰浊内阻是积证、癥瘕等病证发生的根本，痰饮久停，壅塞不通，气血津液运行受阻，生化异常，与湿、热、瘀之邪相合，终生积聚，痰与湿、热、瘀相合聚于肺形成 PN。姚德蛟教授认为肺气阻滞是 PN 的成因，治疗上应重视行气活血。

张国梁老师认为，PN 的病因多由内、外因相合而致：肺为华盖，外因多为外感六淫、外界邪气（如烟尘、雾霾、尾气等）经口鼻、皮毛犯肺；肺为娇脏，内因则与先天禀赋、后天饮食、七情内伤等因素相关。但究其成因，必当以肺脏本虚为主要原因，正气不足，邪气袭肺，积于胸中，肺失宣降，导致气、痰、瘀、毒久滞不去，邪聚络损，乃成积聚。

张国梁老师通过察舌、脉发现，大多数 PN 患者均有不同程度的舌质红（尤其为舌背红绛）、苔黄腻、脉弦滑的特点，符合痰热郁毒证表现，结合舟山地处浙江省东部沿海地区，气候温热、空气湿度高，易外感邪毒，加之当地百姓喜食生冷海鲜，易造成脾胃受损，运化失司，酿生痰热。《素问·经脉别论》曰：“饮入于胃，游溢精气，上输于脾。脾气散精，上归于肺，通调水道，下输膀胱。”脾为生痰之源，肺为贮痰之器，痰、热、毒蕴结于肺，肺失宣降。因此，张国梁老师认为，PN 病位在肺，核心病机为痰浊、热毒、血瘀等邪毒蕴肺，积聚成块，有形之邪易阻滞气机，痹阻肺络，肺络不通，又致肺的宣发肃降功能失常，两者互为因果，形成恶性循环，肺部结节日益增大，甚者酿毒成癌。痰与热、毒、瘀相合聚于肺，贯穿 PN 发生、发展的始终。在结-癌转化过程，癌毒的出现是关键因素，而痰瘀酿毒则为核心病机。

2. 辨证与论治

（1）证的辨析

大多数 PN 患者无特殊临床表现，往往在体检时发现，常因刻下症不显而无证可辨。西医学根据 PN 密度不同，分为纯磨玻璃 PN、混杂磨玻璃 PN 和实性 PN。张国梁老师认为，中医可结合胸部 CT 结节灶的密度、大小及形态来辨识气血津液停滞凝结的程度。

纯磨玻璃 PN 在 CT 上表现为淡薄的实质性密度影，大多形态不规则、边缘欠清晰，西医学认为多是由于肺泡腔内局部炎性细胞浸润，黏液成分增多，肺泡内气体被液体所替代。恰与中医所说的痰饮流动不居、随气走窜的特点相符。因此，张国梁老师认为纯磨玻璃 PN 多为痰湿蕴于肺，日久化热，证属痰热蕴肺。

实性 PN 大多边缘清晰、形态规则，多数无分叶征、毛刺征等侵袭性征象，病变范围局限，“平居无恙，时有触发”，恰与瘀血病位固定的致病特点相符。因此，张国梁老师认为，在实性结节形成过程中，瘀渐显，病机由痰热蕴肺逐渐变成痰瘀互结。

部分实性 PN 亦称混杂磨玻璃 PN，结节内既包括实性软组织密度又包括磨玻璃密度，在结节形态上，不仅可见到分叶征、毛刺征等侵袭性指征，也能见到因纤维组织及瘢痕组织增生引起的支气管充气征、胸膜凹陷征等，其恶性率远高于实性 PN 和纯磨玻璃 PN。结合张晓梅等的经验，考虑部分实性 PN 与痰瘀有关。张国梁老师认为，分叶征、毛刺征等侵袭性指征的出现，恰是癌毒渐盛的表现，湿、痰、瘀邪胶结难祛，瘀毒阻络较深，证属痰热酿毒。

（2）专方论治经验

张国梁老师针对 PN 痰热蕴肺，肺失宣肃，日久夹瘀酿毒成积的基本病机，拟定宣肺清热、化痰散结为基本治法，自拟宣肺散结汤。处方：麻黄 3～6g，苦杏仁、黄芩各 9g，石膏（先煎）、羊乳、鱼腥草各 30g，连翘 15g，清半夏 12g，瓜蒌皮 10g，瓜蒌子 10g，炙甘草 6g。方中麻黄辛温，开达肺气，小剂量麻黄具有火郁发之之义，可使邪热得以宣透；石膏辛寒，清热泄肺，急清肺热以存阴，与麻黄相伍，宣肺而不助热，清肺而不留邪，肺气肃降有权；苦杏仁化痰肃肺，与麻黄相配，一宣一降，复肺气宣降之功，三药共为君药，相得益彰。黄芩清热泻火，鱼腥草清热解毒、消痈排脓，连翘清热解毒、消肿散结，共为臣药，共奏清热宣肺、消肿散结之功，使邪热从表而解。清半夏、瓜蒌皮、瓜蒌子、羊乳共为佐药，其中清半夏降逆而涤饮，瓜蒌皮功专理气宽胸，瓜蒌子化痰散结，三药清金而去垢；因痰热内结于肺而非心下，合黄芩效小陷胸汤而除肺之结热；羊乳，味甘、性平，具有润肺祛痰、解毒排脓、补中益气的功效，四药合用，功擅化痰散结。炙甘草为使药，调和诸药。全方药简效专，共奏宣肺清热、化痰散结之功。

（3）临证加减

痰热蕴肺证，多见痰黄、舌红、脉滑略数。张国梁老师主张治以清肺化痰散结，在宣肺散结汤的基础上酌加金银花、金荞麦、桑白皮、浙贝母等清肺化痰之品。轻清升浮之金银花清热解毒，甘寒清热而不伤胃，芳香透达又可祛邪；金荞麦性凉，功专排脓、排痰、排积，可清肺中之热，与原方中宣肺化痰之麻黄、苦杏仁相配，具有清宣肺中郁热之功用；桑白皮肃降肺气、通调水道，使痰热从小便而走，所谓泻肺之有余，渗之散之，以利肺气；浙贝母最降痰气，善开郁结，清降之功，不啻数倍。

痰瘀互结证，多见舌紫，或有瘀点、瘀斑，或舌下脉络迂曲粗大。张国梁老师主张治以化痰祛瘀散结，在宣肺散结汤的基础上酌加浙贝母、牡蛎、王不留行、皂角刺等化痰祛瘀散结之品。浙贝母润肺燥、散痰结，治结节之标；牡蛎收敛固涩、软坚散结，可谓治标又治本，两药取消瘰丸之义。王不留行善通利血脉，行而不止，走而不守。皂角刺味辛能散，行血行气，善于败毒攻毒，软坚散结。上述4味合用可增化痰祛瘀、软坚散结之功。

痰热酿毒证，《金匮要略心典》言："毒，邪气蕴蓄不解之谓。"胸部CT检查结节影有面积、密度增大的趋势，或见分叶、毛刺征者。张国梁老师治以化痰散结、抗癌解毒，在宣肺散结汤基础上酌加白花蛇舌草、半枝莲、白毛藤等解毒散结之品。白花蛇舌草清热解毒、消痈散肿、利水消肿；半枝莲清热解毒、化瘀利尿。现代药理学研究显示，半枝莲、白花蛇舌草均可激活T细胞，改善肺癌患者的免疫功能，并通过抑制癌细胞增殖，诱导癌细胞分化凋亡，发挥抗癌作用；白毛藤清热解毒、利水消肿、抗癌止痛，现代药理学研究显示，白毛藤多糖通过调控 miR-1270/CCNG2 通路可抑制肺癌细胞增殖，促进细胞凋亡。三药配伍，可加强清热解毒、利湿消痈、攻毒散结的作用。

张国梁老师认为中医治疗 PN，用药以清热解毒散结为多，苦寒药物易损脾气，故治疗过程中应注意顾护正气，避免过于攻伐。如患者出现舌质淡、脉细等表现，可酌加红景天、猫人参、太子参、麦冬等补肺益气。此外，总须观其脉证，知犯何逆，随证治之，方能取得良效。

3. 临床观察结果

选取 2019 年 1 月～12 月期间就诊于我院肺结节患者 90 例，按照随机分组原则，分为对照组和实验组各 45 例，其中对照组予以左氧氟沙星片口服 0.5g/d，疗程 14 天；实验组根据张国梁老师经验拟定清热宣肺、化痰散结法口服中药（麻黄 3～6g，苦杏仁 12g，石膏 30g，黄芩 9g，鱼腥草 30g，连翘 15g，制半夏 12g，全瓜蒌 20g，羊乳 30g，炙甘草 6g）治疗，14 天为 1 个疗程，间隔 2 周，连续服用 3 个疗程。结果：在结节数量、最大直径、中医证候疗效、结节治疗效果方面，实验组治疗效果均优于对照组（$P<0.05$）；实验组对于纯磨玻璃结节、实性结节、微小结节和小结节的治疗效果均优于对照组（$P<0.05$）；实验组、对照组对于部分实性肺结节、较大结节的治疗效果，两组均没有统计学意义（$P>0.05$）。

综上，清热宣肺、化痰散结法可有效地缩小肺结节，降低纯磨玻璃结节和实性结节的 CT 值，尤其对于纯磨玻璃结节效果更佳，从而促进肺磨玻璃结节和实性结节的吸收；从结节大小统计，清热宣肺、化痰散结法对于微小结节和小结节效果较佳。

4. 病案举例

（1）案例一

患者，男，55 岁，2018 年 2 月 28 日初诊。在外院体检发现肺部结节已有月余，初期就诊于舟山医院胸外科门诊，予头孢呋辛酯治疗，每天 2 次，每次 0.25g，治疗 2 周。2018 年 2 月 28 日复查 PN 血管加三维重建 CT 示：左下肺胸膜下（im34）实性结节，直径 11mm。遂前来舟山医院中医科就诊。刻下症见：偶有咳嗽，痰少、色白、能咳，无发热、胸闷、气急，舌偏红、苔薄白腻，脉弦滑。有吸烟史 20 余年，高血压病病史 3 年，长期口服左氨氯地平片，平素血压控制欠佳。西医诊断：PN。中医诊断：肺积（痰热蕴肺证）。治以清热化痰、宣肺肃肺。方选宣肺散结汤加味，处方：石膏（先煎 15 分钟）、鱼腥草、羊乳各 30g，连翘 15g，清半夏 12g，瓜蒌皮、瓜蒌子、紫苏子各 10g，苦杏仁、浙贝母、黄芩各 9g，桔梗、甘草各 6g。7 剂，水煎服，每天 1 剂，早晚分服。

2018 年 3 月 13 日二诊：偶有咳嗽，痰少、色白，舌红、苔薄黄，脉弦。一诊方加生牡蛎（先煎 15 分钟）15g、桑白皮 10g。7 剂。

2018 年 3 月 22 日三诊：咳嗽已减，咳痰少，舌脉同前。守二诊方，7 剂。

2018 年 4 月 13 日四诊：咳嗽不显，舌暗淡、苔薄白，脉沉细弦。二诊方加炒薏苡仁 30g。7 剂。

2018 年 5 月 10 日五诊：无不适，舌暗淡、苔薄白，脉沉细弦。2018 年 5 月 4 日复查胸部 CT 示：左下肺胸膜下（im34）实性结节，较前片有吸收（直径 9mm）。四诊方加莪术 9g，猫爪草 15g。7 剂。后患者按五诊方自行至当地医院转抄原方，约每月服药 14 剂。于 2018 年 9 月 18 日复查 PN 血管加三维重建 CT 检查示：左下肺胸膜下结节较前片基本吸收。

按：本案患者因左下肺实性结节就诊，西药抗感染治疗未见结节明显吸收，故辨病为肺积，初诊偶有咳嗽，痰少、色白、能咳出，结合舌偏红、苔薄白腻，脉弦滑，张国梁老师认为患者为痰湿日久，郁而化热，痰与热结，壅阻肺络，日久成积，故证属痰热壅肺。治以清热宣肺、化痰散结，予宣肺散结汤加味。因患者有高血压病史且血压控制欠佳，恐忌麻黄，遂以紫苏子代替麻黄降气化痰，合桔梗宣肺利咽，一宣一降，以复肺之宣肃，加浙贝母清热化痰、解毒散结消痈。二诊患者仍有咳嗽、少痰，故加桑白皮泻肺化痰止嗽，另加生牡蛎化痰软坚散结，合浙贝母取消瘰丸之义。三诊证同前，效不更方。四诊因患者舌暗淡、苔薄白，脉沉细弦，恐伤正气，虚则补其母，故加炒薏苡仁以健脾益胃，合苦杏仁以宣上、畅中。治疗后复查胸部 CT 示结节部分吸收，因实性结节为痰瘀互结之象，遂加莪术破血行气，猫爪草化痰散结，两者相须为用，共奏解毒消积之效。后患者自行至当地医院转抄原方间断服药，终得左下 PN 吸收。

（2）案例二

患者，男，26岁，2024年1月2日初诊。患者1个多月前在外院体检时发现两肺下叶结节样淡薄模糊影（im112.130），大小约6mm×4mm，未予治疗，为求中医治疗前来就诊。刻下症：咳嗽、咳痰、胸闷气急等症不显，偶感咽干、咽痒，舌红、苔厚腻微黄，舌中心有裂纹，脉滑略数。西医诊断：PN。中医诊断：窠囊（痰热蕴肺证）。治以清热宣肺、化痰散结，予宣肺散结汤加减。处方：石膏（先煎15分钟）、羊乳、鱼腥草各30g，连翘、瓜蒌子各15g，清半夏12g，瓜蒌皮、浙贝母、前胡各10g，苦杏仁、黄芩各9g，蜜甘草、桔梗各6g，麻黄3g。7剂，水煎服，每天1剂，早晚分服。

2024年1月9日二诊：咳嗽、咳痰不显，大便偏干，舌红、苔黄腻，脉略滑。证如前，守一诊方，7剂。

2024年1月16日三诊：晨起有痰，色白质黏，大便畅，余无不适，舌红、苔白腻较前减轻，舌中心有裂纹，脉细滑略数。一诊方加紫苏子10g，7剂。

2024年1月23日四诊：晨起咳痰减少，口臭，舌红、苔白稍腻，舌中心有裂纹，脉细滑略数，三诊方加蚕沙30g。14剂。

2024年2月6日五诊：无明显咳嗽、咳痰，舌红、苔薄白，脉细。四诊方加黄芪15g、莪术9g。7剂。后患者自行停药，于2024年3月26日复查胸部CT示：未见明显异常。

按：患者为年轻男性，平素喜食烧烤等肥甘厚腻之品。初诊时刻下症不显，舌红、苔白厚腻微黄，脉滑，结合胸部CT检查示双肺下叶结节淡薄模糊似纯磨玻璃样，为痰热蕴肺，遂成有形之结节。治以清热宣肺、化痰散结，予宣肺散结汤加减。加浙贝母清热化痰、解毒散结消痈；加前胡降气化痰，使气下则痰亦降，有推陈致新之效；加桔梗开宣肺气而利胸膈咽喉，与蜜甘草同用，有桔梗甘草汤之义，为舟楫之剂，可引药上行达于上焦病所。二诊证如前，因PN乃慢性病，难以速效，故守方进药。三诊时患者晨起咳痰，加紫苏子下气利膈消痰、润肺平喘，配苦杏仁使其降气化痰、止咳平喘之功效更显著。四诊时因患者口臭加蚕沙和胃化浊。五诊时患者厚腻苔已消，痰浊已减，但脉象转细，恐肺气不足，遂加黄芪配莪术益气活血、化瘀生新，以养正消积。治疗时始终以宣肺清热、化痰散结为法，停药后胸部CT检查证实结节吸收。

5. 结语

目前，PN的发病机制尚不清楚，在患者随访的空窗期内，谨遵中医以人为本、辨证论治的原则，发挥简、便、效、验的优势，从而减轻患者的症状、缓解其焦虑情绪、改善PN微环境，进而达到缩小PN的目的。张国梁老师针对PN痰热蕴肺、肺失宣肃、日久夹瘀酿毒成积的基本病机，治以宣肺清热、化痰散结为重点，兼以解毒、活血、祛瘀，注意顾护正气，使结节渐消。通过诸多临床实践，可有效地治疗PN，值得临床参考。

五、基于中医防治康养理念的慢病管理研究[40]

在我国人口基数庞大、人口老龄化程度严重的形势之下，老年疾病患者人群的数量也在持续地增加。庞大的慢性疾病患者群体为我国的医疗事业增加了一定的负担。慢性疾病主要包括高血压、冠状动脉粥样硬化性心脏病、糖尿病、慢性阻塞性肺疾病等疾病，以上疾病的病程较长，需要长期用药物治疗来控制、延缓病情的进一步发展，而老年患者文化程度较低，对于疾病治疗相关知识认识不到位，记忆力、判断力、反应能力、视觉能力或听觉能力下降，肢体行动不便，因此治疗依从性较差，需要给予其一定的临床管理工作。结合相关临床实践经验，以“中医防治康养”理念为基础，对慢性疾病老年患者实施中医服务模式的管理工作，能够显著改善患者的临床症状，避免疾病进一步恶化，临床应用效果良好。因此，本次研究将选取我科在2023年3月～12月期间，所收治的80例老年慢性疾病患者作为观察研究对象，探究“中医防治康养”服务管理模式在慢性疾病管理工作中的应用效果。

慢性疾病多发生在心内科、内分泌科、呼吸科、老年科等科室中，患者通常以老年群体为主，由于老年人机体功能较差，所以患病后的病程较长、治疗难度较大，配合度也较低，容易导致病情恶化的发生，影响临床效果。中医经历几千年的发展，已经形成了一套独特、有效的管理办法，在临床工作中也取得了较好的应用效果。“中医防治康养”服务管理模式是在传统医学管理的基础上，与西医学相结合而形成的新的中医服务模式，结合以往数据显示，根据慢性疾病的临床特征及康复周期，在整个治疗阶段，以中医慢性疾病管理方案为依据，应用“中医防治康养”服务模式管理患者，不但能够提高患者的临床治疗效果，促进患者恢复，亦能提高患者对于临床管理工作的配合度，能提高患者治疗依从性，具有一定的临床推广意义。

中医防治康养模式是以中医理论为指导，以健康状态辨识为基础，以“治未病”为核心思想，以辨证论治/辨体施养为原则，通过融合多种中医特色疗法和健康管理手段，为个体和群体提供覆盖全生命周期（未病、欲病、已病、病后）的、个性化、动态化的健康促进、疾病预防、治疗干预、康复保健和养生延年服务的一种系统模式。它代表了中医“以人为本”“防重于治”“养治结合”的健康智慧，是现代健康服务体系的重要补充和发展方向。住院期间的中医防治康养模式具体包括：①通过中医健康宣教的方式进行预防管理，提高患者对于疾病治疗的重视程度，为后续管理工作奠定基础；②通过针灸、推拿、穴位贴敷、耳穴压豆等传统中医治疗方法对患者进行中医治疗管理，辅助常规临床治疗，提高临床疗效，促进患者的恢复；③给予患者膳食管理，为患者补充营养；④通过八段锦、经络拍打操、太极拳等养生运动方式帮助患者增强体质。

本次研究结果表明，“中医防治康养”服务管理模式在慢性疾病患者的管理工作中，不但能够提高患者的临床治疗效果，同时，在治疗效果评分、中医起居评分、中医养生评分、中医膳食评分等方面，研究组的数据显著优于对照组，均具有统计学意义（$P<0.05$）。这说明“中医防治康养”服务管理模式能够有效地提高医护人员管理工作的质量，保证临床工作的顺利推进，以提高临床疗效。而在管理依从性方面，与对照组相比，研究组患者的管理依从性显著提高（$P<0.05$），达到了预期的研究目标。

综上，将“中医防治康养”服务管理模式应用于慢性疾病的管理工作中，起到了良好的应用效果，在一定程度上保证了临床治疗效果，值得在日后的临床工作中加以推广应用。

六、方证辨证合用助眠药对治疗失眠经验

方证辨证[41] 理论源于张仲景所著《伤寒杂病论》。有相应的证对应相

应的方，“有是证用是方”，故称之为方剂辨证或方证辨证。方证辨证是将四诊收集到的症状、体征进行分析、归纳，从而确定属于某一方证的方法。在此基础上分析病因病机、确立治法、选择方剂，或者在该方剂的基础上进行加减治疗疾病的方法[42]。方证辨证强调抓住主证进行准确辨证，寻求方证高度一致，完成方药的优选。方证辨证体现了医生的直觉思维，方证相应，效如桴鼓。

失眠是临床常见病，也是难治病，关于其病因病机和治疗方法的探讨可以追溯到《黄帝内经》，根据《灵枢·大惑论》卫气循行理论，后世提出了“阳不入阴”的病机，并采用半夏秫米汤以调和阴阳。东汉张仲景在《金匮要略·血痹虚劳病脉证并治》中提出“虚劳虚烦不得眠，酸枣仁汤主之”的虚劳病及阴亏阳浮、心中烦乱失眠的主方酸枣仁汤。而明代张景岳[43]认为失眠的病机为“失眠证虽病有不一，然惟知邪正二字，则尽之矣”。近代对失眠辨治的主流方法是分证论治，如周仲英[44]主编的《中医内科学》把失眠分为肝火扰心、痰热扰心、心脾两虚、心肾不交、心胆气虚五型进行辨治。张国梁老师具有丰富的临床经验，跟师期间体会到其基于方证辨证配合助眠药对失眠具有良好的疗效，现不揣浅陋地择要介绍如下：

1. 方证相对论治

（1）丹栀逍遥散证

主证：入睡困难，多梦易醒，心烦易怒，情绪不宁，不思饮食，两胁作胀，女性可见乳房胀痛、月经不调，舌偏红，苔薄黄，脉弦细或弦略数。

丹栀逍遥散主要用于肝郁血虚、郁久生热、热扰心神的失眠，具有疏肝解郁、养血健脾、清心安神的功效。在此基础上常加的助眠药对有：①淮小麦和大枣，淮小麦味甘性凉，通过补养心脾，间接柔肝缓急，且甘能缓急，凉能泄热，和肝阴之客热，养心液；大枣，性温味甘，缓补中气而养血，补脾和营，润燥缓急。两药参合，以相辅相成药对为用，补脾土者，心火为脾土之母，心有所养，则火生土也，可养心脾；甘缓滋补，能柔肝急，安心神。张老师认为这个药对与方中炙甘草相合，便成治疗“脏躁”喜悲伤欲哭的甘麦大枣汤，两方相合对失眠伴有焦虑、抑郁症状者有良效。②焦栀子和淡豆豉，栀子味苦性寒，能升能降，赤入心，善清心除烦，其质轻扬，可发散胸膈邪热；降者，清热泻火，利尿通淋，导热下行。豆豉味苦、辛，性凉，辛凉宣透，使胸膈郁热外透而解。豆豉其色黑入肾，可鼓动肾水；而栀子清心，两药相配，有交通心肾之妙，又能散郁除烦。张老师认为配合栀子豉汤能加强清热除烦的作用。③酸枣仁和远志，该药对出自归脾汤。酸枣仁味甘、酸性平，养肝血，益心阴，清肝胆虚热而宁心安神；远志辛温行散，入肾经而益智安神，使肾水上达于心而心肾相交，两者同为养心安神药，以同类相从药对为用，补益心脾气血，心气开通而安心神。张老师认为肝火能灼伤心阴，扰动心神，加重失眠，合用该药对能加强养心安神的作用。

（2）归脾汤证

主证：夜间多梦易醒，醒后难眠，心悸健忘，少食，懒言，思虑过度，白天精神不振，面色萎黄，脱发，爪甲不荣，体倦懒言，肢体酸痛，大便多溏薄，舌淡苔薄白，脉细无力。

归脾汤主要用于心脾两虚、心神失养的失眠，具有补益心脾、养心安神的功用，在此基础上常加用助眠的药对有：①合欢皮和首乌藤，合欢皮味甘，性平，归心、肝经，解郁安神，补阴之功最捷；首乌藤性平，归心、肝经，养血安神。朱良春先生认为，在诸多安神药中，以首乌藤催眠作用最佳[45]。张老师常将两者配伍，用于气血亏虚、阳不入阴的失眠，能增强养心安神、引阳入阴的作用，临床未见肝功能损害的副作用。②酸枣仁和柏子仁，酸枣仁甘酸性平，益肝血，养心阴，清肝胆虚热，宁心安神；柏子仁甘辛性平，入心肾大肠经，养心气，润肾燥，定魄安魂，益智宁神。两药配伍补肝益心，对血虚心失养，伴有心阳外越的心悸失眠效果更著。

（3）温胆汤证

主证：睡不安稳，易醒，醒后难再入睡，晨起有昏沉感，伴胸闷易惊恐，多噩梦，恶心，纳呆，头晕，心悸，乏力，舌苔腻，脉滑。

温胆汤主要用于痰浊内扰，脘痞失眠，具有清热化痰、和中安神的作用。在此基础上常加用助眠的药对有：①远志和石菖蒲，远志辛香，行气解郁，宁心安神，交通心肾，散郁化痰；石菖蒲辛散通窍，辟浊化湿，祛痰而不蒙清窍，以启闭宁神。两药相合，以相辅相成，祛痰开窍，安神定志。张老师认为，该药对针对失眠伴有惊恐不安、精神恍惚者能收良效。

②半夏和秫米，半夏属辛散温燥之品，可温化寒痰，燥湿化痰，为温化痰饮之要药，和胃降逆，消痞散结；秫米味甘，性微寒。入肺、大肠经。和胃安眠，制半夏之辛烈。半夏通阴阳和表里，使阳入阴令安眠；二者配伍，和脾胃，通阴阳，对于痰饮内扰，脾胃不适的失眠，屡用有验。该药对是治疗“胃不和则卧不安”的经典小方，能加强温胆汤化痰和胃安神的功效。

（4）黄连阿胶汤证

主证：心烦，失眠，入睡困难，常伴有手足心发热，盗汗，口渴咽干，或口舌糜烂，舌红或红绛，苔少而干，脉细数。

黄连阿胶汤主要用于肾阴亏虚、心火亢盛、心肾不交的失眠，具有滋阴降火、养心安神的作用，多见于老年人或妇女。在此基础上常加用助眠药对有：

① 肉桂和黄连，肉桂辛甘温热，小剂量1～3g能引火归原，《本草求真》称之“大补命门相火，益阳治阴”；黄连苦寒，善于清心热，泻心火。两药配伍，寒热并用，泻南补北，交通心肾。张老师认为该药对为经典小方“交泰丸”，肾水和心火相互制约，黄连和肉桂，一冷一热，一阴一阳，水火既济，能助黄连阿胶汤宁心安神。②百合和生地黄，百合色白入肺，养肺阴清气热，生地黄色黑入肾，益心营清血热。张老师认为本药对实为《金匮要略》的百合地黄汤，是百合病的主方，今时常被用来治疗心肺阴虚内热所致的精神恍惚、沉默寡言、坐卧不安等神志疾病。方中加入该药对能使阴平热除，心神得安。③酸枣仁和知母，酸枣仁酸甘补阴，入心、肝两经，能滋养阴血，使心神得养、肝魂得藏；知母性甘寒，能补不足之阴，清内炎之火。两药合用共收养血安神、清热除烦之效。张老师认为该药对为酸枣仁汤的主药，针对血虚无以养肝、心虚神不内守、肝虚魂失依附的失眠，加入以上药对，能使虚阳不升，内热得除，心神得养。

（5）柴胡加龙骨牡蛎汤证

主证：入睡困难，多噩梦，寐浅易惊醒，伴胸胁苦满，脐部动悸，心烦易怒，怕冷，身重乏力，大便干结或溏薄不爽，舌红或暗红，苔黄厚或白厚，脉弦滑有力。

柴胡加龙骨牡蛎汤主要用于少阳不和，气火交郁，心神被扰，神不潜藏之失眠。具有和解少阳，重镇安神，化痰泻热的功效。在此基础上常加用助眠药对有：①远志和茯神，远志芳香清冽，辛温行散，辟浊化湿，理气化痰，补养心血，宁心安神；茯神甘平，入心、脾经，补心气为主，又导心经之痰湿，开心益智，镇静安魂养神。张老师认为加入该药对能加强化痰开窍，宁心安神的功效。②磁石和珍珠母，磁石为矿石之属，重镇安神，平肝潜阳，益肾纳气。珍珠母为贝壳之辈，平肝潜阳，清肝明目。两者相合，重坠之力加强，滋肾平肝，镇静安神功效更甚。张老师临证用本药对代替方中的铅丹。

（6）血府逐瘀汤证

主证：失眠日久，或彻夜失眠，躁扰不宁，胸不任物，夜多惊梦，面色青黄，胸胁胀痛，手足心热，舌暗红，舌面有瘀点，舌下脉络粗大、迂曲，脉涩或弦紧。

血府逐瘀汤主要用于治疗气滞血瘀，或久病致瘀的顽固性失眠。该方具有活血化瘀，解郁安神的作用。在此基础上常加用助眠药对有：①远志和琥珀：远志能安神益智，化痰开窍；琥珀为树脂化石，味甘，性平，入心、肝经，能镇惊安神，活血散瘀。张老师认为该药对能使心烦、心悸、入睡困难的患者，快速心静，进入睡眠状态。琥珀每次用量1.5～3g，每天1～2次，用糯米纸包裹吞服，能弥补质轻难溶于水和黏附口腔难以下咽的缺点。②龙骨和牡蛎：龙骨质重坠，为化石类，归于心、肝、肾经，有平肝潜阳，镇静安神，敛汗固精等功效；牡蛎质重，为贝壳类，归于肝、胆、肾经，能敛阴潜阳，软坚散结，镇静安神。二者皆归于肝，故合用能平肝阳、益心肾、安心神，且两者又为固涩之品，含有收敛浮越、亢阳之意。古人[46]云“龙骨入肝以安魂，牡蛎入肺以定魄，魂魄者心神之左辅右弼也”。该药对可发挥镇静、抗惊厥等作用。张老师常加入本方用于治疗顽固性失眠。

2. 验案举例

患者，女，55岁，2024年4月16日初诊。患者诉乳腺恶性肿瘤术后睡眠欠佳7年，加重1月余。现症见：形体肥胖，烦躁易怒，入睡困难，多梦易醒，心烦易怒，情绪不宁，不思饮食，最多只能入睡3～4小时，有时彻夜失眠，舌淡红，苔薄白，边有齿痕，脉沉细。张老师针对患者失眠、烦躁之主症，结合舌苔、脉象，考虑为肝郁脾虚、郁而化火、扰动心神的失眠，治以疏肝解郁、养血健脾、清心安神。处方予以丹栀逍遥散加减，方药如下：牡丹皮 9g，焦栀子 10g，柴胡 12g，炒白芍 10g，当归 10g，炒白术 9g，茯苓 15g，蜜甘草 6g，生姜 6g，薄荷 3g，茯神 15g，合欢皮 15g，首乌藤 30g，淡豆豉 9g。5 剂，每日 1 剂，水煎服。嘱午饭后半小时及睡前分服，每次用量 150mL。

2024 年 4 月 23 日二诊。患者诉睡眠较前改善，目前能睡 5 小时，心烦好转，入睡仍然困难，大便正常，舌淡红苔薄黄，边有齿痕，舌下脉络瘀暗，脉沉细。一诊有效，上方去生姜、薄荷，加桃仁、红花活血化瘀，方药如下：牡丹皮 9g，焦栀子 10g，柴胡 12g，炒白芍 10g，当归 10g，炒白术 9g，茯苓 15g，蜜甘草 6g，桃仁 9g，红花 6g，远志 6g，合欢皮 15g，首乌藤 30g，淡豆豉 9g。10 剂。

2024 年 10 月 6 日三诊。睡眠较前好转，深度睡眠时间延长，感四肢困重，体重增加，二便正常，入睡困难稍减。柴胡加龙骨牡蛎汤合五苓散加减，方药如下：柴胡 12g，龙骨（先煎）15g，生牡蛎（先煎）15g，黄芩 9g，党参 12g，生姜 12g，大枣 15g，桂枝 9g，茯神 15g，制大黄 6g，清半夏 12g，生白术 9g，猪苓 9g，泽泻 15g，荷叶 15g。10 剂。

1 个月后电话回访，患者诉睡眠正常，情绪稳定。

按语：本例患者以入睡困难、有效睡眠时间明显缩短为主要表现，属于中医的失眠。患者绝经后体重明显增加，性情急躁易怒，来诊前 1 个月曾有外感，烦躁、焦虑、失眠加重。属于肝郁不舒，肝病及脾，脾运不健，久郁化热，内扰心神的表现，与丹栀逍遥散证合拍。故张老师施以丹栀逍遥散加味。方中以牡丹皮、焦栀子清肝热，导热下行；柴胡舒肝解郁；芍药、当归，养血柔肝；薄荷辛凉轻清透，达肝经郁热；白术、茯苓、甘草，健脾益气；生姜降逆和胃。加入合欢皮、首乌藤药对加强疏肝养血安神；茯神合茯苓宁心安神；淡豆豉合焦栀子清心除烦。二诊，睡眠改善，宗前治法，因患者舌下有瘀加桃仁和红花活血化瘀，加入远志交通心肾，安神益智。三诊，患者诉四肢困重、体重增加，结合入睡困难减而未痊，符合柴胡加龙骨牡蛎汤的“胸满烦惊，一身尽重”证，并合五苓散化气利水、荷叶升清降浊轻身，终收良效。

3. 结语

失眠是一种常见的睡眠障碍，日久不愈会给人们的生活和工作带来严重的影响。中医治疗失眠广泛应用于临床，具有疗效确切且副作用较少的优势。张国梁老师基于方证辨证理论，运用“抓主证，求病机”的手段，对失眠常见的丹栀逍遥散证、归脾汤证、温胆汤证、黄连阿胶汤证、柴胡加龙骨牡蛎汤证和血府逐瘀汤证，配合相应的助眠药对进行施治，能明显改善睡眠质量以及抑郁、焦虑等伴随症状，从而提高治疗效果，在临床上具有一定的应用价值，值得进一步推广和研究。

七、分证论治治失眠

除了运用方证辨证结合助眠药对治疗失眠，张师根据中医辨证论治理论对临床上的失眠患者进行分证论治，也取得了较好的临床效果。张老师通常将失眠辨证为气阴两虚证、冲任失调证、肝郁化火证和气滞血瘀证等证型进行辨证论治。

1. 气阴两虚证

清代冯兆张在《冯氏锦囊秘录·杂证大小合参卷十二》中曰：“老年阴气衰弱，则睡轻而短。”年老体弱，或长期处于忧思、情绪紧张的状态，思虑日久，耗伤气阴。忧思则肝郁气滞，日久气郁化火，火扰心神，进而出现失眠。

（1）验案

患者，女，61岁，2023年5月22日初诊。患者诉近1月来睡眠欠佳，伴反复心悸，乏力明显，胃纳可，二便调。舌淡红，苔薄白，有裂纹，脉细弦。治以益气养阴，宁心安神。拟方：柏子仁9g，酸枣仁10g，党参10g，丹参12g，天冬9g，麦冬9g，桔梗6g，五味子6g，远志6g，茯苓12g，川芎9g，葛根15g，焦栀子9g，淡豆豉9g，炙甘草6g。5剂，日1剂，水煎，早晚分服。

2023年5月29日二诊。患者服药后睡眠好转，乏力减轻，时有腰部酸胀，方去焦栀子、淡豆豉，加狗脊9g、续断10g、夏枯草10g。再进5剂。

（2）按语

此患者年老体弱，加之家中琐事缠绕，耗伤气血，心血亏虚，心神失养，故寐差，乏力；阴血不足，血脉无以充盈，阳气不振，无力鼓动血脉，故感心悸。予天王补心丹加味补气养阴，宁心安神。方中酸枣仁、柏子仁养心安神，党参补气，使气旺阴血自生，以宁心神；五味子酸收敛阴，以养心神；茯苓、远志养心安神，交通心肾；丹参、川芎养心血而活血，使诸药补而不滞；葛根养津生液；焦栀子、淡豆豉泻火除烦。二诊患者睡眠好转，情绪稳定，故去焦栀子、淡豆豉，加狗脊、续断补肝肾、壮腰膝，加夏枯草以泻肝火。

2. 冲任失调证

此证多见于女性，《素问·上古天真论》有女子“七七，任脉虚，太冲脉衰少，天癸竭，地道不通，故形坏而无子也”，因女子四十九岁之后，冲任亏虚，天癸衰竭，气血阴阳俱虚，损及脏腑，气血不足，不能濡养，肾阳不足，不能温煦，肾阴亏虚，阴不潜阳，故而出现睡眠障碍。

（1）验案

患者，女，67岁，2023年5月22日初诊。诉睡眠欠佳1年余，眠浅易醒，多梦，胸闷，潮热，盗汗，腰背酸胀，舌淡红，苔薄白，脉细弦。治以调和冲任，兼以补肝益肾。拟方：仙茅6g，淫羊藿12g，巴戟天9g，生地黄15g，黄柏9g，当归12g，知母10g，炙甘草6g，菟丝子15g，续断10g，川芎6g，酸枣仁10g，茯神15g，远志6g，夏枯草10g。5剂，日1剂，水煎，早晚分服。

2023年5月29日二诊。患者诉服药后睡眠好转，胸闷缓解，时有左肩胀痛，予原方加葛根再进5剂。

2023年6月5日三诊。睡眠恢复正常，仍感左肩胀痛，再加片姜黄6g、威灵仙15g。

（2）按语

患者为老年女性，肾气已衰，天癸已竭，肾中阴阳亏虚，肾水不能上济于心，心肾不交，心神失养，出现失眠，故予二仙汤合酸枣仁汤调和阴阳，交通心肾。方中仙茅、淫羊藿、巴戟天温补肾阳，生地黄、黄柏、知母滋肾阴，又可佐制仙茅、淫羊藿的辛热猛烈，当归可温润养血、通经、调理冲任；川芎为血之气药，可调和全身气血，酸枣仁养心安神，与之相配，补而不滞，茯神、远志以交通心肾，菟丝子、续断补肝肾，强筋骨，夏枯草清泻肝火。患者服药后睡眠好转，守方再进，加葛根、片姜黄、威灵仙舒筋活血，通络止痛，对症治疗。

3. 肝郁化火证

心属火，肝属木，肝为心之母，心为肝之子，母病及子，若肝气郁结、郁而化火可扰动心神，致心神不宁，心神失养，而致失眠。《血证论·卧寐》中言“肝藏魂，人寤则魂游于目，寐则魂返于肝，若阳浮于外，魂不入肝，则不寐”，其指出心神对肝魂有统摄和约束作用，白天魂上达头目，感知外界事物，夜间阳气内收，魂归于肝乃成寐，若阳气旺盛而不入阴，则肝魂妄动。随着生活节奏的加快，人们压力日渐增大，容易发生情志失畅，影响肝的疏泄功能，气机失调，郁久而化火，上扰心神，产生失眠。

（1）验案

患者，男，63岁，初诊于2023年3月6日。患者近1月来入睡困难，眠浅易醒，性情急躁易怒，自觉乏力，舌淡红，苔薄白，脉弦数。证属肝郁化热，内扰心神。治以清肝泻火，宁心安神。拟方：柴胡15g，枳壳10g，炒白芍10g，炙甘草6g，香附12g，川芎6g，青皮6g，陈皮6g，焦栀子10g，淡豆豉10g，夏枯草15g，首乌藤30g，合欢皮15g。5剂，日1剂，水煎，早晚分服。

2023年3月12日二诊。患者诉睡眠好转，情绪较前平稳。守方加远志6g、石菖蒲6g，再进5剂。

（2）按语

患者平素情志不畅，思虑太过，伤及心脾，运化不足，正气不足，加之中焦气机不利，日久郁而化热，扰动心神则心烦，入睡困难；气失条达，上下内外气机皆郁而不畅，故感乏力。方用柴胡疏肝散合栀子豉汤疏肝解郁，清泻肝火。方中柴胡条达肝气而疏郁结，香附疏肝行气，川芎行气活血，共助柴胡疏肝解郁之力，陈皮、青皮、枳壳理气行滞，炒白芍养血柔肝，与柴胡相伍，养肝之体，利肝之用。焦栀子、淡豆豉、夏枯草清泻肝火，首乌藤、合欢皮加强安神之力。二诊睡眠好转，肝火渐消，加远志、石菖蒲交通心肾，以固疗效。

4. 气滞血瘀证

《素问·痹论》：“病久入深，荣卫之行涩，经络时疏，故不通，皮肤不营，故为不仁。”疾病日久未愈，气血凝滞，瘀滞血脉。《血证论》：“气为血之帅，血随之而运行；血为气之守，气得之而静谧。气结则血凝，气虚则血脱，气迫则血走”。人之气血宜动不宜静，若气畅血行，脏腑形神平和，则寐安，反之则脏腑不和，引起失眠。

（1）验案

患者，女，55岁，2023年5月8日初诊。诉半年来入睡困难，舌淡红，苔薄白，舌下瘀，脉沉细。治以行气活血，养心安神。拟方：柴胡10g，枳壳10g，炒白芍10g，炙甘草6g，桃仁10g，红花5g，川芎5g，生地黄15g，当归10g，牛膝10g，桔梗6g，远志5g，石菖蒲5g，合欢皮15g，琥珀（吞服）2g。5剂，日1剂，水煎，早晚分服。

2023年5月15日二诊。诉入睡困难明显好转，守方再进5剂。

2023年5月22日三诊。睡眠已如常人，续配5剂以巩固疗效。

（2）按语

患者失眠日久，久病及瘀，正如叶天士所言“初病气结在经，久则伤血入络”。痰瘀互结，顽固难消，气滞则血瘀，实者愈实，虚者愈虚，故而失眠迁延不愈。凡瘀血有证可循，皆可试用血府逐瘀汤。本方中桃仁破血行滞，红花活血祛瘀，川芎、白芍助君药活血祛瘀，牛膝引瘀血下行，生地黄甘寒，滋阴养血，合当归养血而不伤正，桔梗、枳壳一升一降，宽胸理气，柴胡疏肝解郁，升达清阳。再加远志、石菖蒲益智安神，合欢皮疏肝安神，琥珀镇静宁心。诸药合用，共奏行气活血、宁心安神之功。二诊、三诊效不更方，以收全功。

综上，张老师认为失眠的原因纷繁复杂，临床有时难以立刻准确判断出疾病的病因病机，这需要我们不断积累临床经验，上述案例仅代表一部分较为常见的证型。在辨证论治的基础上，结合患者平素体质、年龄、生活状态等，怡情养性，对于提高失眠治疗的临床疗效也不可或缺。

（张国梁、刘芳洁、张春燕、王芬芬、励洲楠）

第四章 医案精选

第一节 肺系病证

1. 上呼吸道感染

患者，男，69岁。

2020年11月16日初诊。反复咳嗽、鼻塞流涕20余天，咳痰量少，痰黏难咳出，无发热、畏寒等不适，舌淡红，苔薄白，脉浮数。温燥犯肺，肺失清肃。治拟疏风清热，润肺化痰。处方：桑叶10g，苦杏仁10g，南沙参10g，浙贝母10g，黄芩10g，桔梗5g，淡豆豉10g，芦根25g，薄荷（后下）5g，僵蚕10g，射干5g，蜜紫菀10g，枇杷叶（包煎）10g，辛夷花（包煎）5g。5剂。

【按语】患者咳嗽、鼻塞流涕、痰黏难咳出，考虑外感风燥，或风热化燥，燥邪伤津，炼液成痰，肺气失于润降。予桑杏汤加减，方中桑叶甘寒、轻宣燥热，苦杏仁宣利肺气、润燥止咳，浙贝母清化痰热，淡豆豉辛凉透表，助桑叶轻宣透热，南沙参代替北沙参加强润肺生津、化痰止咳，黄芩代替焦栀子主清上焦肺热，加桔梗宣肺祛痰，芦根清热生津，薄荷疏风清热，僵蚕、射干祛痰利咽，蜜紫菀、枇杷叶下气止咳，辛夷宣肺通鼻窍。诸药合用，共奏疏风清热，润肺化痰止咳之功。

2. 咳嗽变异性哮喘

患者，男，37 岁。

2022 年 11 月 7 日初诊。反复咳嗽 3 月余，西医诊断为咳嗽变异性哮喘，治疗效果欠佳。刻下症：每日 0～3 时咳嗽最甚，伴咽痒，咳痰色黄，质黏，流涕，咽稍红，舌红，苔薄白，脉弦滑。CT 检查肺部无明显异常。辨证为风痰恋肺，郁热未清。治拟祛风化痰，清肺解痉。处方：僵藤饮合过敏煎加减。钩藤（后下）10g，僵蚕 10g，姜半夏 10g，浙贝母 10g，麦冬 10g，柴胡 10g，防风 6g，乌梅 10g，五味子 6g，酒地龙 9g，甘草 9g，桔梗 6g，连翘 10g，蜜枇杷叶（包煎）10g。5 剂，日 1 剂，分 2 次服。

2022 年 11 月 14 日二诊。患者咳嗽明显好转，加蜜紫菀 9g 加强化痰止咳，再服 5 剂。

【按语】患者反复咽痒咳嗽、痰黄、舌红，提示风邪留恋，肺有郁热，脉弦主风木挛急，滑脉主内有痰浊。方用僵藤饮合过敏煎加味。其中钩藤、僵蚕解痉镇咳为主；清半夏、苦杏仁肃肺化痰为辅；麦冬、浙贝母清肺化痰为佐；甘草调和诸药，且可助钩藤、白僵蚕解痉为使。张老师认为本方重在解痉，欲止痉挛则必先降肺气，故以半夏、苦杏仁降逆。欲降逆，必清肺中痰热，故用麦冬、浙贝母，即所谓“欲清其流，必澄其源”。过敏煎中防风辛温解表、散风胜湿；柴胡条达风木；乌梅酸涩收敛、化阴生津；五味子酸甘而温、益气敛肺、补肾养阴。全方有收有散，有补有泄，有升有降，阴阳并调，有益气固表、抗过敏的功效。再加地龙加强解痉之效，桔梗、枇杷叶宣肺降气止咳，连翘疏风清热利咽。两方合用，源清、逆降、痉挛止则咳愈。蜜紫菀合枇杷叶为张老师治疗痰热未清、肺失清肃之咳嗽常用药对。

3. 流感后嗅觉、味觉减退

患者，女，30 岁。

2024 年 4 月 9 日初诊。患者感染乙型流感后咳嗽 8 天，曾有发热，治疗后热退，现仍有咳嗽、咳痰，味觉、嗅觉明显减退，口不觉酸辣，鼻不闻香臭，舌淡红，苔薄白，脉细弦。考虑外邪袭肺伤脾，肺脾气虚，导致嗅觉、味觉减退。治拟补肺健脾，佐以宣肺通窍，方以六君子汤加味。处方：陈皮 9g，制半夏 12g，茯苓 12g，蜜甘草 6g，党参 12g，炒白术 9g，桔梗 6g，紫苏叶 6g，砂仁（后下）3g，生姜 12g，大枣 12g，薄荷（后下）6g。5 剂。

2024 年 4 月 16 日二诊。服药后嗅觉恢复，味觉还未恢复，咳嗽止。恢复味觉还需行脾健脾。故原六君子汤，换外台茯苓饮加减：茯苓 25g，炒白术 9g，陈皮 9g，藿香（后下）9g，砂仁（后下）3g，半夏 12g，干姜 3g，炙甘草 6g，炒谷芽 10g，炒麦芽 10g，5 剂。后复诊嗅觉、味觉均恢复正常。

【按语】肺开窍于鼻，肺和则鼻能知香臭；脾开窍于口，脾主运化，与食欲、口味关系密切。患者感染乙流病毒，疫疠之邪伤及肺、脾两脏，使肺失宣发、脾失健运，故出现嗅觉、味觉明显减退，证属肺脾气虚，痰湿未清。张老师运用六君子汤益气健脾、燥湿化痰，另加紫苏叶、生姜驱邪外出，桔梗、薄荷宣通肺气，砂仁、大枣化湿健脾益气。患者服后咳嗽止，嗅觉恢复。后调整处方为外台茯苓饮意在开脾胃，宣扬上、中二焦，“消痰食，令能食”。藿香、砂仁化湿醒脾，制半夏燥湿化痰，干姜、炙甘草温中散寒，另加炒谷芽、炒麦芽以加强醒脾开胃之效。

4. 感冒后咳嗽

患者，女，57 岁。

2024 年 4 月 16 日初诊。患者感冒后咽喉有痰 20 天。偶有咳嗽，咽痒作咳，咳白痰，量多，易咳出，无胸闷气急，舌淡红，苔薄白，脉细弦。甲状腺恶性肿瘤术后 20 年。考虑余邪未清，痰气交阻于咽喉。治拟疏风宣肺，化痰利气，方选半夏厚朴汤加减。处方：制半夏 15g，厚朴 6g，茯苓 15g，生姜 9g，紫苏叶 6g，桔梗 9g，苦杏仁 9g，前胡 9g，蜜紫菀 12g，旋覆花（包煎）10g，陈皮 9g，蜜甘草 6g。5 剂。

二诊：2024 年 4 月 23 日。服药后咳嗽、咽痒好转，痰量减少，守上方，去生姜、旋覆花，加射干 6g、蜜百部 9g，5 剂。服后咳嗽止。

【按语】半夏厚朴汤出自《金匮要略》“妇人咽中如有炙脔，半夏厚朴汤主之”，为痰气互结之梅核气的代表方。张老师将此方用于痰浊阻肺证咳嗽，意在行气化痰，降逆和中，着重于调畅气机及祛痰除湿。全方辛苦并用，辛以散结、行气，苦以降逆、燥湿，使郁积之气得以疏泄，人体之气出入升降运动恢复如常，则肺中停滞之痰得化。另加桔梗宣通肺气，苦杏仁降气止咳平喘，一升一降，增强止咳平喘之功；前胡清热化痰，紫菀、旋覆花重在下气止咳，陈皮导滞消痰，炙甘草补脾和胃、调和诸药。二诊仍有咽痒，去生姜、旋覆花，加射干利咽、蜜百部止咳以收全功。

5. 流感后咳嗽

患者，女，57 岁。

2023 年 3 月 14 日初诊。患者 10 余天前感染流感病毒，发病后 1 周抗原转阴，仍遗有咳嗽、咳痰，痰少，伴心悸，潮热汗出，味觉减退。平素睡眠欠佳，需服用安眠药治疗。刻诊：无发热恶寒，痰少而黏、色黄白相间，大便不成形，舌淡红，苔白腻，脉弦滑。考虑为外感疫毒，痰湿蕴肺，内扰心神。治拟清肺化痰，宁心安神。方选柴胡绞股蓝汤合温胆汤加减。处方：柴胡 12g，黄芩 9g，绞股蓝 20g，半夏 9g，生姜 9g，枳壳 9g，姜竹茹 10g，陈皮 6g，茯苓 12g，远志 6g，石菖蒲 6g，炙甘草 6g，桔梗 6g，苦杏仁 9g，炙紫菀 12g。5 剂，每日 1 剂，水煎服。

2023 年 3 月 21 日二诊。诉服药后咳嗽、咳痰、心悸症状已减轻，但在洗澡后有所反复。上方去姜竹茹、绞股蓝，加紫苏叶 6g、党参 12g、龙骨（先煎）15g、牡蛎（先煎）30g。5 剂，煎服法同上。

2023 年 3 月 28 日三诊。诉咳嗽、咳痰，潮热、汗出症状明显好转，大便已成形。刻诊：胃纳可，睡眠一般，舌淡红，苔薄白，脉弦细。上方去紫苏叶、陈皮、苦杏仁，加紫苏梗 9g、姜竹茹 10g，续服 5 剂。后经随访痊愈。

【按语】患者为流感恢复期咳嗽，兼见咳痰，心悸，潮热汗出，痰黄白相间，脉弦滑，张老师辨为痰浊蕴肺，肺失宣降，给予柴胡绞股蓝汤合温胆汤清肺化痰、温胆和胃、交通阴阳。柴胡绞股蓝汤为本院冯昌汉先生治少阳三焦咳嗽之经验方，方中易人参为绞股蓝既能益气健脾，又能化痰止咳、清热解毒，以防人参闭门留寇，尤其适用于久咳不已和少年儿童寒热并存、虚实夹杂的咳嗽。合温胆汤胆胃同治，理气化痰。加炙紫菀润肺下气，化痰止咳；远志、石菖蒲开窍祛痰、安神益智；加入药对桔梗、苦杏仁，一升一降，宣肺祛邪的同时也能降气化痰。诸药合用，患者咳嗽咳痰、心悸症状减轻，但在洗澡后症状有所反复，需考虑余毒未清，再染风寒之邪，故二诊去掉寒性药物姜竹茹、绞股蓝，加紫苏叶解表散寒，加党参补脾益肺，加龙骨、牡蛎镇静安神。三诊时患者咳嗽咳痰，潮热汗出症状明显好转，故去紫苏叶、陈皮、苦杏仁，加紫苏梗理气宽中，姜竹茹清热化痰、除烦，终收全功。

6. 急性支气管炎

患者，女，55岁。

2024年2月21日初诊。主诉：咳嗽2个月余。现病史：咳嗽2个月余，痰不多，色白微黄，伴气促，咳嗽剧烈时小便失禁，睡眠差，舌淡红，苔薄白、根黄厚，脉沉细。既往有肺结节病史。辨证为痰湿内蕴，三焦气滞，郁而化热。治拟清肺化痰，理气解郁。方选小柴胡汤加减。处方：柴胡12g，黄芩9g，羊乳15g，半夏12g，生姜9g，桔梗9g，炙甘草9g，苦杏仁9g，茯苓12g，化橘红12g，蜜紫菀12g，枇杷叶（包煎）10g。5剂，水煎服，早晚分服。

【按语】患者为中老年女性，因“咳嗽2个月余”就诊，痰不多，色白微黄，考虑痰热蕴肺；咳嗽病程较长，咳嗽剧烈时小便失禁，考虑《素问·咳论》有“久咳不已，则三焦受之”，《灵枢·本输》有“少阴属肾，肾上连肺，故将两脏，三焦者，中渎之府也，水道出焉，属膀胱，是孤之府也”，提示三焦气机阻滞，可导致膀胱气化不利而遗尿；苔根黄厚主痰热内盛，脉沉主气郁。综合脉证，考虑为痰湿内蕴，三焦气滞，郁而化热。故选小柴胡汤为主调和少阳，斡旋气机，清解郁热，在此基础上加入茯苓、化橘红，与方中半夏合为二陈汤燥湿化痰，桔梗、苦杏仁宣肃肺气，蜜紫菀、枇杷叶下气止咳。诸药合用，共奏清肺化痰，畅通三焦之功效。

7. 病毒性肺炎

患者，女，64岁。

2023年1月31日初诊。因“咳嗽、咳痰22天”就诊。患者22天前感染流感病毒，病初发热3天，体温最高时达38.9℃，曾去普陀医院就诊。查胸部CT提示两肺散在感染，病毒性肺炎可能。查血常规：白细胞6.8×10^{9}/L，C反应蛋白、血清淀粉样蛋白A未见明显异常，予退热药及中成药等对症处理后热退，具体不详。发病后1周新冠抗原转阴，现仍有咳嗽、咳痰，痰少，伴胸闷、气急等症状。刻诊：咳嗽，痰少而黏、黄白相间，无发热恶寒，活动后感胸闷气急，睡眠一般，二便调，舌暗红，苔白腻，脉弦滑。证属外感疫毒，痰热郁肺。治拟清热化痰，泻肺平喘。处方：麻杏甘石汤、葶苈大枣泻肺汤、二陈汤合方加减。处方：炙麻黄 5g，苦杏仁 9g，石膏（先煎）20g，炙甘草 9g，桔梗 9g，化橘红 9g，制半夏 12g，茯苓 12g，瓜蒌皮 15g，紫苏子 6g，葶苈子 10g，干姜 3g，鱼腥草 30g，马鞭草 30g，炙紫菀 12g，炙款冬花 9g，射干 6g。5 剂，每日 1 剂，水煎服，早晚分服。

2023 年 2 月 8 日二诊。诉药后咳嗽、咳痰、胸闷、气急症状减轻。上方去干姜，加芦根 25g、僵蚕 9g，续服 5 剂。

2023 年 2 月 14 日三诊。诉胸闷、气急症状基本缓解，偶有咳嗽。刻诊：胃纳、睡眠可，舌暗红，苔薄白，脉细。予生脉饮合竹叶石膏汤加减。处方：太子参 30g，麦冬 12g，五味子 6g，南沙参 12g，淡竹叶 10g，石膏（先煎）10g，制半夏 9g，炙紫菀 12g，炙百部 9g，前胡 9g，苦杏仁（后下）9g，厚朴 6g，紫苏子 6g，炙甘草 6g，鱼腥草 30g。后经随访症状消失，2023 年 2 月 25 日在外院复查胸部 CT 提示两肺散在感染较前大部吸收好转。

【按语】患者为病毒性肺炎，症见咳痰，痰少、色黄白相间，伴胸闷气急，舌暗红，苔白腻，脉弦滑，考虑疫毒犯肺，痰浊郁而化热，痰瘀互阻，肺失宣降，予麻杏甘石汤、葶苈大枣泻肺汤、二陈汤合方加减宣肺肃肺、化痰止咳、泻肺平喘，加瓜蒌皮清热化痰、利气宽胸；加射干、款冬花、紫菀止咳平喘；加鱼腥草清热解毒；加马鞭草活血散瘀。二诊患者诉服药后咳嗽、咳痰、胸闷气急症状减轻，去掉干姜避免温燥；加芦根清热泻火，生津止渴；加僵蚕化痰散结。三诊患者诉胸闷、气急症状基本缓解，偶有咳嗽，予生脉饮合竹叶石膏汤加减清热生津，益气和胃，顾护正气。

8. 肺恶性肿瘤

患者，男，79 岁。

2024 年 1 月 24 日初诊。主诉：确诊肺鳞癌半年。患者诉半年前确诊为“肺鳞癌”，之后经免疫维持治疗，近日出现咳嗽咳痰，痰中带血，色暗，右侧胸部偶有隐痛，无胸闷气急。刻下：胃纳可，二便调，舌红，苔薄白，脉沉细。中医诊断：肺癌（气阴两虚证）。治拟益气养阴，解毒化痰通络。方选沙参麦冬汤化裁。处方：太子参 30g，猫人参 30g，猫爪草 30g，北沙参 30g，百合 30g，白毛藤 30g，煅蛤壳（先煎）20g，麦冬 12g，仙鹤草

30g，浙贝母 12g，牡蛎（先煎）30g，紫苏子 6g，旋覆花（包煎）10g，芦根 25g，白茅根 25g，瓜蒌皮 15g，桑白皮 10g，蜜甘草 6g。7 剂，每日 1 剂，水煎服，早、晚各 1 次。

2024 年 1 月 30 日二诊。患者诉仍有痰中带血。上方去旋覆花，加石膏（先煎）30g。14 剂。

2024 年 2 月 20 日三诊。患者诉痰中带血症状好转，咳嗽减轻。守上方加蜜紫菀 12g、蜜款冬花 6g、苦杏仁 9g。14 剂。

【按语】张老师认为肺癌常因虚致病，虚而生痰化瘀、痰瘀与癌毒胶结发为肿瘤，肺癌之证多虚实夹杂。本患者为老年男性肺鳞癌患者，伴有咳嗽咳痰、痰中带血等症状，结合舌、脉特点，张老师辨证为气阴两虚，兼夹痰瘀毒结，治疗上予沙参麦冬汤加减益气养阴，解毒散瘀通络。方中太子参益气健脾、生津润肺，北沙参养阴清肺，百合、麦冬养阴润肺，猫人参清热解毒，猫爪草化痰散结、解毒消肿，煅蛤壳清热化痰、软坚散结，浙贝母清热化痰止咳、解毒散结，牡蛎软坚散结，仙鹤草收敛止血、解毒，紫苏子降气化痰、止咳平喘，旋覆花降气、消痰，芦根清热泻火，白茅根清热凉血止血，瓜蒌皮清热化痰、利气宽胸，桑白皮泻肺平喘，诸药以甘草调和共奏益气养阴、清热解毒之功效。二诊时，患者诉仍有痰中带血，去掉旋覆花以免刺激咽喉引发不适，另加石膏增强清热泻火之功。三诊时患者痰中带血症状好转，偶有咳嗽，守前方加蜜紫菀、蜜款冬花、苦杏仁润肺下气、化痰止咳。

9. 小儿感冒后咳嗽

患儿，男，9 岁 7 个月。

2024 年 4 月 16 日初诊。主诉：咳嗽 3 周。患者 3 周前患外感发热，治疗后热退而出现咳嗽，服用抗过敏药后咳嗽稍缓解。现咳嗽仍频，偶有咽痒，喉间有痰、色白质稀，舌淡红，苔薄白，脉细。有鼻炎史。考虑余邪未尽之咳嗽。治拟疏风化痰，宣肺止咳。方用杏苏散加减：紫苏叶 6g，苦杏仁 6g，桔梗 6g，生姜 6g，陈皮 6g，半夏 6g，茯苓 9g，蜜甘草 6，枳壳 6g，前胡 9g，蜜紫菀 9g，蜜百部 6g。5 剂，水煎服。

2024 年 4 月 23 日二诊。诉咳嗽明显减少，喉间有痰，继续原方 5 剂，服用后咳嗽止。

【按语】患儿既往有鼻炎病史，易过敏体质，咳嗽3周口服抗过敏药物后仍有咽痒、咳痰，说明表解不彻，仍有风邪留滞于肺，导致咳嗽持续。张老师抓住"咽痒、咳嗽、痰稀、苔薄白"的主症，用杏苏散疏风散寒、宣肺利气、化痰止咳。方中蜜紫菀配蜜百部，取自止嗽散，有"下气止咳"的功效，为张老师治疗顽固性咳嗽的常用药对。

10. 小儿咳嗽变异性哮喘

患儿，男，10岁4个月。

2024年4月2日初诊。患儿反复咳嗽2年余，再发20天。曾有咳嗽变异性哮喘病史。20天前咳嗽再发，较剧，咳有痰音，偶咳少许黄痰，外院诊断为肺炎，先后予头孢呋辛、阿奇霉素治疗，现仍咳嗽有痰，无咽痛、流涕，舌淡红，苔薄白，脉细。考虑为久咳邪入少阳、风痰恋肺之证。治拟和解少阳、祛风解痉、宣肺化痰。方用小柴胡汤合过敏煎加减。处方：黄芩6g，太子参15g，半夏6g，生姜9g，大枣9g，蜜甘草3g，桔梗5g，辛夷3g，谷精草5g，菊花5g，泽泻6g，乌梅6g，银柴胡6g，防风6g，五味子3g。6剂。

2024年4月9日二诊。服药后咳嗽症状减轻，偶有清嗓，受凉后有喷嚏。上方去泽泻、乌梅、银柴胡、防风、五味子，蜜甘草更换为甘草6g，另加牛蒡子6g、羊乳15g。5剂。

【按语】《素问·咳论》中提到"五脏六腑皆令人咳，非独肺也""久咳不已，则三焦受之"。小柴胡汤作为和解少阳、畅利三焦的常用方，治疗久咳不愈时使枢机和畅，半表半里之邪可速从外解，且使内在气血调和，邪气不生。患儿咳嗽反复不愈，予小柴胡汤宣通内外、通达上下，寒温并用，攻补兼施，使气机和畅，肺之宣降有序。过敏煎为祝谌予先生所创，治过敏性哮喘、荨麻疹等过敏性疾病有良效，屡试不爽，故借用于此。并加桔梗、辛夷宣肺通窍，泽泻化痰降浊。用谷精草、菊花疏风清热明目，说明患儿有眼目红肿之症。二诊咳嗽减轻，去过敏煎和泽泻，加牛蒡子、羊乳清肺利咽乃愈。

11. 小儿急性扁桃体炎

患儿，男，5岁。

2020年11月3日初诊。主诉：发热3天。患儿3天前出现发热，最高体温不详，今晨体温 38.1℃，无明显畏寒，咳嗽，有痰声，夜间时咳，流涕，胃纳一般，大便可，咽红充血，扁桃体红肿，舌质红，苔薄黄，脉浮略数。证属外感风热，肺卫失宣，热毒蕴喉。治拟辛凉解表，宣肺化痰，清热解毒。处方：金银花 10g，连翘 5g，桔梗 6g，芦根 15g，浙贝母 5g，薄荷（后下）5g，荆芥 5g，淡竹叶 10g，淡豆豉 10g，牛蒡子 10g，甘草 3g，皂角刺 5g，玄参 10g，大黄（同煎）3g，赤芍 5g。5 剂，加水煎至 200mL，分早中晚 3 次温服。

【按语】患儿发热，咳嗽有痰，流涕，扁桃体红肿，舌质红，苔薄黄，脉浮略数，辨证为风热犯肺。小儿感受风邪，侵犯肺卫，肺气失宣，清肃之令不行，风邪夹热，故见上述诸症，治以辛凉透表、清热解毒。方拟银翘散加减，方中以金银花、连翘为君，性苦微寒，辛凉透表，清热解毒；薄荷、牛蒡子疏散上焦风热，解毒利咽；荆芥、淡豆豉性辛微温，协同君药开皮毛以解表散邪；芦根、竹叶清热生津；桔梗合牛蒡子宣肃肺气，升中寓降；甘草合桔梗利咽止痛，调和药性。加玄参、赤芍清热凉血、养阴解毒；小儿纯阳之体，变化迅速，加少量大黄同煎泻下腑热，含“先证而治”“截断逆转”之意；浙贝母、皂角刺清热化痰、散结消肿。诸药合用，体现了“治上焦如羽，非轻不举”“轻以去实”的思想，因而见效。

（赵思楠整理）

第二节　心系病证

1. 窦性心动过速

患者，女，44 岁。

2023 年 3 月 8 日初诊。主诉：心悸 2 个月余。患者诉 2 个月前流感病毒感染后出现心悸，夜间明显，偶感咳嗽，无咳痰。查心电图提示：窦性心动过速。刻下：时有心悸，活动后气短，胃纳、睡眠一般，大便正常，舌淡红，苔薄白，脉细略数。证属外感疫毒，伤及气阴，心神失养，而致心悸。治拟益气养阴，宁心安神。方选生脉饮加味。处方：党参 12g，红景天 12g，麦冬 12g，五味子 9g，柏子仁 9g，酸枣仁 9g，桔梗 9g，远志 6g，茯苓 12g，蜜甘草 6g，龙骨（先煎）15g，牡蛎（先煎）15g。5 剂，每日 1 剂，水煎服，早、晚各 1 次。

2023 年 3 月 15 日二诊。诉服药后心悸好转明显。守上方续服 5 剂。1 个月后随访未复发。

【按语】本患者为病毒感染后出现心悸，伴活动后气短，结合舌淡红、脉细略数的舌脉特点，张老师考虑是外感损及心之气阴引起心悸，予以生脉饮加减益气养阴，宁心安神。方中党参补益肺脾之气，麦冬养心阴，五味子味酸收敛耗散之心气，三药合用，有益气养阴补心之功；加红景天益气活血，通心脉；柏子仁、酸枣仁养心安神；远志、茯苓化痰安神；龙骨、牡蛎安神定悸；桔梗引药上行，以通心气；炙甘草补益心气。诸药合用，气阴得复，心神得安，心悸得除。

2. 心房颤动

患者，女，73 岁。

2024 年 5 月 15 日初诊。主诉：口干、乏力、心悸 1 年余。现病史：患者既往有阵发性房颤病史，治疗后复查动态心电图提示房颤，最长 R-R 间期 4.984s，停用酒石酸美托洛尔缓释片后有所减轻，复查心电图提示房颤、平均心率 108 次/分，刻下症见：心悸，口干，乏力，无胸闷、气急，夜间盗汗，小便不畅，舌淡红，苔薄白，脉弦细，重按无力，参伍不调。辨证为气阴两虚，心阳不振，心失所养。方选炙甘草汤化裁。处方：阿胶珠 6g，火麻仁 9g，麦冬 12g，生地黄 12g，桂枝 9g，大枣 15g，党参 15g，生姜 9g，炙甘草 6g，柏子仁 9g，酸枣仁 9g，煅牡蛎（先煎）30g，浮小麦 30g。5 剂，水煎，早晚分服。

2024 年 5 月 22 日二诊。1 周后复诊，患者诉胸闷、心悸好转，时有头晕发作，易发低血压，舌淡红，苔薄白，脉虚细。守上方加蜜黄芪 18g。5 剂。

2024 年 5 月 29 日三诊。诉头晕多于早晨饭后发作，余症状好转，苔薄白，脉细。守上方加当归 12g、炒白芍 25g、木瓜 10g。5 剂。

2024 年 6 月 4 日四诊。诉近来头晕未作，汗出已止，夜尿 7～8 次/晚，有尿频、尿急，无尿痛感，夜间口干，苔薄白，脉细。守上方，去当归、炒白芍、木瓜，加炒黄柏 6g，泽泻 9g，乌药 6g。5 剂。1 个月后电话随访诸症均愈。

【按语】炙甘草汤是《伤寒论》治疗心动悸、脉结代的名方。其证是由伤寒汗、吐、下治疗或失血后，或杂病阴血不足，阳气不振所致。阴血不足，血脉无以充盈，加之阳气不振，无力鼓动血脉，脉气不相接续，阴血不足，心体失养，或心阳虚弱，不能温养心脉，故心动悸。患者症见心悸、口干、乏力、脉参伍不调，张老师辨证为阴阳气血俱虚，心失所养，脉气紊乱，故用炙甘草汤滋心阴、养心血、益心气、振心阳，以复脉定悸，加柏子仁、酸枣仁增强养心安神定悸之功，煅牡蛎、浮小麦既能敛心液，又能安心神。服药1周后感觉心悸明显好转，脉转虚细，但时有头晕，考虑患者气血不足，不能上濡头目，故加蜜黄芪补气生血。三诊诉头晕仍作，予当归、炒白芍补血养肝，木瓜柔肝舒经。四诊头晕明显好转，气血已充，但古稀之年，肾气不足，夜尿增多，去当归、炒白芍、木瓜，增黄柏、乌药、泽泻散寒理气，补肾缩尿，服药后随访诉诸症消失。

3. 频发室性期前收缩

患者，女，41岁。

2024年1月31日初诊。主诉：反复胸闷、心悸2年，加重3个月。患者诉近2年来胸闷、心悸反复发作，检查心电图提示：频发室性早搏，治疗后一度好转，近3个月劳累后症状反复，并有加重，舌淡红，苔薄白，脉弦细，时现结脉。辨证为气阴两虚，心失所养。治拟益气养阴，安神定悸。方选天王补心丹加减。处方：柏子仁10g，酸枣仁10g，麦冬10g，天冬10g，生地黄15g，当归10g，玄参10g，丹参10g，党参15g，桔梗6g，五味子6g，远志6g，茯神10g，瓜蒌皮15g，红景天10g，炙甘草9g。7剂，水煎，早晚分服。

【按语】患者为中年女性，症见反复胸闷、心悸2年，劳累后反复并加重3个月，结合舌脉，考虑由心之气阴不足、推动无力、脉气不相接续所致，治以益气养阴、安神定悸。予天王补心丹加减。其中生地黄滋阴养血，天冬、麦冬滋阴清热，酸枣仁、柏子仁养心安神，当归补血润燥，玄参滋阴降火，茯神、远志养心安神，党参补气生血，五味子敛心气、安心神，丹参清心活血，桔梗载药上行，再加瓜蒌皮行气宽胸，红景天补益气血，炙甘草调和诸药。

4. 心悸

(1) 案例一

患者，女，66 岁。

2021 年 2 月 1 日初诊。主诉：反复心悸 3 个月余。患者近 3 个月时感心悸，胆小易惊，伴口干，睡眠欠佳，寐浅易醒，乏力，舌淡红，苔薄微黄，脉弦细稍滑。证属心胆气虚，痰浊内蕴，郁久化热，扰动心神。治拟益气养心，清热化痰，宁心安神。方选黄连温胆汤和生脉饮加减。处方：黄连 6g，竹茹 10g，枳实 10g，陈皮 5g，半夏 10g，茯神 20g，茯苓 15g，胆南星 5g，党参 10g，麦冬 10g，五味子 5g，柏子仁 10g，酸枣仁 10g，丹参 10g。5 剂，日 1 剂，水煎，早晚分服。

【按语】患者时有心悸，胆小易惊，寐浅易醒，考虑心虚胆怯，心失所养；口干、乏力提示热伤气阴，苔薄黄主热，脉滑主痰。综合分析因平素胆小易惊，心虚胆怯，化火生痰，痰火扰心，心神失宁而心悸。予黄连温胆汤合生脉饮加减，方中黄连清心降火，竹茹、枳实、胆南星行气化痰，陈皮、半夏、茯苓健脾化痰，党参、麦冬益气养阴，五味子生津止渴又能安神，另予柏子仁、酸枣仁养心安神，茯神宁心安神，丹参养血安神。诸药合用，共奏益气养阴，化痰安神之功。如苔白厚腻，脉滑等痰浊明显者，也可选用十味温胆汤治疗。

(2) 案例二

患者，男，54 岁。

2023 年 3 月 7 日初诊。主诉：心悸、胸闷不适 1 周余。患者诉 1 周前出现心悸、胸闷，胆怯易惊，多思多虑，睡眠欠佳。刻诊：上症未减，胃纳可，睡眠不佳，二便调，舌淡红，苔薄白，脉细弦。考虑为心虚胆怯，痰热扰心之心悸。

治拟镇惊定志，养心安神。方选安神定志丸合黄连温胆汤加减。处方：党参 12g，远志 6g，石菖蒲 6g，茯苓 12g，茯神 15g，灵芝 9g，龙骨（先煎）15g，牡蛎（先煎）15g，炙甘草 9g，胆南星 6g，黄连 3g，半夏 9g，枳壳 9g，姜竹茹 10g。5 剂，每日 1 剂，水煎，早、晚各 1 次。

2023 年 3 月 14 日二诊。诉服药后胸闷症状减轻，仍感心悸。前方改用龙骨（先煎）30g、牡蛎（先煎）30g，续服 5 剂。

2023年4月12日三诊，诉心悸、胸闷症状好转，效不更方，继续守上方5剂。

2023年4月19日四诊，诉心悸、胸闷症状基本缓解，略感口苦，刻诊：胃纳睡眠可，二便调，舌淡红，苔薄黄，脉细弦。在前方基础上加柴胡9g、黄芩9g，5剂。1月后随访，诉已痊愈。

【按语】此患者心悸、胸闷，胆怯易惊，多思多虑，张老师辨为心虚胆怯，痰浊内扰之心悸，治以安神定志丸合黄连温胆汤镇惊定志，化痰降浊，养心安神。加入龙骨、牡蛎镇静安神，灵芝补气养心安神。二诊药中病机，症状减轻，予加大龙骨、牡蛎剂量，加强镇静安神力度。三诊时症状持续好转，仍守方再进。四诊诉略感口苦，结合苔薄黄、脉弦，考虑有肝郁化热的迹象，加入柴胡、黄芩加强清泻肝胆之火，终守全功。

5. 胸闷

患者，男，38岁。

2024年2月21日初诊。主诉：反复胸闷半年余。患者诉半年多来反复胸闷，日夜均有发作，活动后可缓解，外院就诊曾予质子泵抑制剂（PPI）治疗，症状无改善，平常睡眠欠佳，口臭，舌淡胖，苔薄白，脉沉细稍滑。近期查胸部CT见肺结节。心电图未见异常。考虑为肝郁不舒，痰气阻滞之胸痹。治拟疏肝解郁、理气化痰。

方选柴胡疏肝散和半夏厚朴汤加减。处方：柴胡12g，炒白芍10g，川芎6g，炒枳壳12g，陈皮9g，炙甘草6g，青皮6g，佛手6g，合欢皮15g，首乌藤30g，厚朴9g，半夏12g。5剂，水煎，早晚分服。

2024年2月28日二诊。胸闷已舒，口臭较重，睡眠较差，寐浅易醒，舌淡胖，苔薄白，脉沉细稍滑。考虑日久肝郁化热，内有痰食积滞，上方加黄芩9g、六神曲10g、焦山楂10g。5剂。

【按语】患者为青年男性，主因“反复胸闷半年余”就诊，胸闷反复发作，活动后可缓解，曾行相关检查，未明确病因，予PPI治疗无改善，结合其他症状及舌淡胖、脉沉细稍滑，张老师辨证为肝郁气滞，肝病传脾，脾虚生痰，痰浊内阻，予柴胡疏肝散合半夏厚朴汤加减利气化痰。在其基础上加佛手行气解郁，合欢皮、首乌藤疏肝安神助睡眠。至二诊，胸闷已解，患者甚感欣喜，尚有眠浅、口臭等余症，前方加黄芩与柴胡相合清解郁热，加六神曲、焦山楂和胃消食导滞而收全功。

6. 睡眠障碍

（1）案例一

患者，女，43 岁。

2022 年 7 月 11 日初诊。主诉：睡眠欠佳半年余。患者诉近半年来入睡困难，伴多梦易醒，记忆力减退，时有心悸，面部褐斑，舌淡红，苔薄白，舌底静脉曲张，脉弦细。中医辨证为不寐（气滞血瘀证）。治拟行气活血，养心安神。方选血府逐瘀汤加减。处方：柴胡 10g，麸炒枳壳 10g，赤芍 10g，甘草 6g，桃仁 15g，红花 5g，生地黄 10g，当归 15g，川芎 5g，桔梗 6g，牛膝 10g，酸枣仁 15g，柏子仁 10g，龙骨（先煎）15g，牡蛎（先煎）20g。5 剂，水煎，早晚分服。

2022 年 7 月 18 日二诊。诉睡眠好转，时有心悸，加麦冬 10g、五味子 6g。5 剂。

2022 年 7 月 25 日三诊。睡眠安稳，余症好转，守方进 5 剂，巩固疗效。

【按语】本案为中年女性失眠日久，肝郁不舒，气机阻滞，导致瘀血内停，瘀阻于面部则见褐斑，瘀阻于脑络则见记忆衰退，心神失养，则时有心悸。舌底脉络迂曲为内有瘀血之征，脉弦细主肝郁血虚。故用血府逐瘀汤疏肝理气、活血化瘀，加酸枣仁、柏子仁养心安神；龙骨、牡蛎镇静安神。二诊睡眠好转，偶有心悸，加麦冬、五味子益气养阴，宁心安神。三诊诸症消失，续予原方巩固治疗。

（2）案例二

患者，男，66 岁。

2020 年 6 月 1 日初诊。主诉：睡眠欠佳 3 周。刻疹：入睡困难，甚至彻夜不眠，口干，腰酸，舌红少苔，脉弦细略数。中医辨证为不寐（阴虚火旺，心肾不交）。治拟滋阴降火，交通心肾。方选黄连阿胶汤加减。处方：黄芩 10g，黄连 6g，生白芍 15g，阿胶珠 6g，麦冬 10g，五味子 5g，炙甘草 6g。5 剂。日 1 剂，水煎，待药液稍凉后冲入鸡子黄 1 枚，早晚分服。

2020 年 6 月 8 日二诊。诉药后 2 天，入睡加快，缩短至半小时左右，口干减轻，舌偏红，有薄苔。药已见效，再与上方 7 剂。

2020 年 6 月 15 日三诊。诉晚上服药后有睡意，整夜能睡 6 小时左右，舌淡红，苔薄白，脉细弦，继续上方巩固。

【按语】《伤寒论》曰："少阴病，得之二三日以上，心中烦，不得卧，黄连阿胶汤主之。"本案患者出现失眠、入睡困难、口干、腰酸、舌红少苔、脉细略数，为心火炽盛，不能下交于肾，肾水亏虚，不能上济于心；脉弦主肝，因此推测患者平素可能肝火偏旺，导致母病及子。辨证为阴虚火旺、心肾不交之不寐，予黄连阿胶汤加减滋阴降火、交通心肾。方中黄芩、黄连清心泻火，芍药、阿胶珠滋阴养血，鸡子黄养心安神，麦冬、五味子养阴清心安神，炙甘草调和诸药。二、三诊睡眠好转，红舌转淡，上生白苔，药已中病，故效不更方。

（3）案例三

患者，女，50 岁。

2021 年 8 月 13 日初诊。主诉：睡眠欠佳 1 年余。患者 1 年前开始出现睡眠欠佳，夜间易醒，平素易怒，月经中期时有乳房胀痛，激动时潮热，手足逆冷，大便溏。既往有乳腺手术史、子宫肌瘤病史。舌淡红，苔薄白，脉沉细。中医诊断：不寐（脾虚肝郁）。治拟疏肝健脾，养心安神。方选逍遥散加减。处方：柴胡 12g，当归 15g，白芍 10g，白术 10g，茯苓 15g，生姜 6g，薄荷（后下）3g，炙甘草 6g，香附 10g，川芎 6g，青皮 6g，陈皮 6g，瓜蒌皮 15g，牡蛎（先煎）30g，淡豆豉 9g，合欢皮 10g。5 剂，水煎分服。

2021 年 8 月 20 日二诊。药后失眠改善，乳房胀痛减轻，守方加远志 5g。5 剂。

2021 年 8 月 27 日三诊。患者正值经期，诉睡眠一般，伴乏力，大便黏。改归脾汤合四逆散加减，处方：党参 10g，黄芪 15g，酸枣仁 15g，枸杞子 15g，茯神 20g，当归 10g，远志 6g，白术 10g，木香 6g，炙甘草 6g，柴胡 10g，枳壳 10g，赤芍 10g。5 剂。

2021 年 9 月 3 日四诊。睡眠改善，乏力好转，守方续服 5 剂巩固疗效。

【按语】《灵枢·大惑论》认为，卫气不得入于阴，常留于阳。留于阳则阳气满，阳气满则阳盛，不得入于阴，则阴气虚，故可出现目不瞑，即不寐。可见营卫的昼夜运行有如人体内在的生物钟，控制着人体的睡眠觉醒周期，若营卫失和，运行失序，势必会导致睡眠障碍。此例患者为中年女性，睡眠障碍1年余，伴有易怒，经期乳房胀痛，均为肝郁之证，大便溏泄黏腻，脉沉细，均为脾虚之证，故张老师认为辨证总属肝郁脾虚之证。取方逍遥散加减，方中柴胡疏肝解郁，使肝气得以条达，当归养血和血，白芍养血敛阴、柔肝缓急，白术、茯苓健脾祛湿，使运化有权，气血有源，加入薄荷少许，疏散郁遏之气，透达肝经郁热，少量生姜温胃和中。加香附、川芎、陈皮、青皮，取柴胡疏肝散之意，疏肝理气，瓜蒌皮宽中理气，牡蛎、合欢皮、淡豆豉养心安神。二诊药已见效，加远志益智安神。三诊时患者正值经期，气血两虚，肝郁不舒，改用归脾汤合四逆散，合方具有益气补血、健脾养心、疏肝解郁之功。方证对应，患者睡眠得到改善。

（4）案例四

患者，女，37岁。

2023年3月28日初诊。主诉：睡眠欠佳2周。患者诉2周前感染流感病毒后出现睡眠欠佳，主要表现为入睡困难，寐浅易醒，伴怕冷，乏力。刻下：胃纳可，二便调，舌淡红，苔薄白，脉细。中医诊断：不寐（心脾两虚）。治拟补益心脾，养血安神。方选归脾汤加减。处方：炒白术9g，党参12g，黄芪15g，当归12g，炙甘草6g，茯神15g，远志6g，酸枣仁15g，木香6g，生姜15g，大枣12g，桂枝9g。5剂，水煎分服。

2023年4月4日二诊。诉服药后睡眠好转，怕冷、乏力改善。守上方去生姜、大枣，加干姜6g、合欢皮15g，续服5剂。

【按语】流感病毒感染后少部分患者会遗留睡眠障碍、乏力等表现。该患者表现为入睡困难、寐浅易醒、苔薄白、脉细，张老师辨为心脾两虚之不寐；怕冷与外感疫毒，损伤卫阳有关；乏力是寒湿伤脾，脾气虚弱所致。故予归脾汤合桂枝去芍药汤加减治疗。其中归脾汤补益心脾，养血安神。方中党参、炒白术、炙甘草、大枣甘温补脾益气，当归甘辛性温、养肝而生心血，茯神、酸枣仁甘平养心安神，远志交通心肾而定志宁心，木香理气醒脾。再用桂枝去芍药汤宣通卫阳以散表寒。二诊时症状好转，去生姜、大枣，针对流感寒湿致病加干姜温中散寒，加合欢皮解郁安神以收全功。

（周鸯鸯整理）

第三节　脾胃病证

1. 食管炎

(1) 案例一

患者，男，60岁。

2019年9月23日初诊。主诉：上腹部烧心、嗳气1月余。患者诉近1个月来常有上腹部烧心感，伴有嗳气、反酸，口臭，口干，纳可，大便通畅，苔黄厚腻，脉沉细。胃镜提示：慢性萎缩性胃炎伴糜烂，食管反流。HP（+）。西医诊断为反流性食管炎，慢性萎缩性胃炎伴糜烂。中医辨证为中焦湿热，胃气上逆。治拟清热化湿，和胃降逆。方选半夏泻心汤合左金丸加减。处方：黄芩10g，黄连6g，党参10g，制半夏10g，生姜10g，大枣10g，炙甘草6g，吴茱萸3g，枳壳10g，蒲公英30g。5剂。日1剂，水煎，早晚分服。

2019年9月30日二诊。烧心嗳气好转，黄厚腻苔稍退，脉沉细稍滑。加苍术5g、厚朴6g、陈皮5g，燥湿行气化痰。5剂。

2019年10月14日三诊。无不适，舌苔白稍厚，脉沉细稍滑。生姜易干姜5g。5剂。

【按语】上腹部烧心、嗳气、反酸，口臭，苔黄厚腻，提示中焦湿热，影响肝之疏泄，胃之和降；脉沉主气郁，脉细主气虚。半夏泻心汤为《伤寒论》主治心下痞的经典方，具有寒热并调、虚实共治的特点。方中半夏为君，能和胃降逆、散结消痞；黄连、黄芩为臣，性味苦寒，能清中焦湿热；党参、大枣、炙甘草健脾益气和中，为佐使。吴茱萸与黄连为左金丸，2∶1相配，苦辛通降、和胃制酸，对肝郁化火、胃失和降之嗳气吞酸、口干口苦有良效。加蒲公英清热解毒，药理研究发现其有抑制幽门螺杆菌的作用。加枳壳行气和胃。二诊郁热减，湿未去，苔仍厚腻，乃加平胃散行气燥湿。首诊和二诊用生姜，取其和胃降逆之功，三诊苔白稍厚、脉沉细稍滑，生姜换成干姜，用其守而不走，辛能化湿。诸药合用，共奏清热化湿、和胃降逆之功效。

（2）案例二

患者，男，90 岁。

患者因“进食哽噎 9 天”于 2024 年 1 月 9 日入院。诉 9 天前生气后出现进食不下，伴打嗝、嗳气，无腹痛。食管 CT 示：食管中上段管腔扩张积气。胃镜示：食管炎，慢性萎缩性胃炎伴糜烂。予护胃、促进胃肠动力治疗后无好转。

2024 年 1 月 22 日初诊。住院治疗近 2 周进食哽噎无好转，勉强半流质饮食，感胸闷憋气、上腹部饱胀，时有嗳气。昨起阵发咳嗽，有痰色白而黏不易咳出，咳引左侧胸痛，大便干结，舌暗红，苔根白厚，脉虚滑。此乃气、血、痰、火、湿、食互结。治拟理气解郁、化痰导滞，方选越鞠丸合保和丸加减。处方：苍术 6g，焦栀子 9g，六神曲 10g，香附 12g，川芎 6g，焦山楂 10g，炒麦芽 20g，炒莱菔子 15g，苏梗 10g，化橘红 9g，浙贝母 9，旋覆花（包煎）10g，苦杏仁 9g，桃仁 9g，桔梗 6g，炙甘草 9g。5 剂。

2024 年 1 月 26 日复诊。药后第二天嗳气减轻，现无进食哽噎感，胸闷、腹胀明显好转，已能进食干饭，大便通畅，但咳嗽仍较剧，咳痰不利，咳引左侧胸痛，舌偏红，苔净、左根黄厚，脉虚弦滑。考虑肝郁化热，痰热郁肺，肺气不利。治拟疏肝清热，宣肃肺气，化痰通络。方选僵藤饮加味。处方：钩藤（后下）10g，僵蚕 9g，制半夏 12g，川贝母（分吞）3g，麦冬 12g，焦栀子 9g，甘草 9g，苦杏仁 9g，蛤壳（先煎）20g，桑白皮 10g，旋覆花（包煎）10g，丝瓜络 10g，桔梗 6g，枇杷叶（包煎）10g，南沙参 12g，石膏（先煎）20g。5 剂。

2024 年 2 月 1 日三诊。1 月 31 日肺部 CT 提示：两肺少许纤维硬结灶。咳嗽明显好转，偶有咳嗽，胃纳正常，大便通畅，舌偏红，苔薄白，左根黄厚苔缩小，脉虚滑。痰热积滞未尽。僵藤饮加味带药出院。处方：钩藤（后下）10g，僵蚕 9g，制半夏 12g，浙贝母 12g，麦冬 12g，焦栀子 9g，甘草 9g，苦杏仁 9g，枇杷叶（包煎）10g，厚朴 6g，制大黄 6g，炒莱菔子 15g。

【按语】患者因生气后出现“食不下”，西医诊断为食管炎，慢性萎缩性胃炎伴糜烂。中医考虑为郁怒伤肝，肝气横逆犯胃，导致胃失和降，胃气上逆。住院期间复感外邪，酿生痰湿，肺失宣降而出现咳嗽咳痰；肝失疏泄，郁火犯肺，故咳引胸痛；肺与大肠相表里，痰热郁肺，肺气失宣，故大便干结难解；舌暗红、舌根苔白厚、脉滑为痰食瘀血互结之舌脉。综合病机，显属气血痰火湿食“六郁”之证，故选越鞠丸合保和丸加减理气解郁、化痰导滞。二诊患者诉药后第二天食不下的感觉基本消失，但咳嗽仍剧，舌偏红，苔净、左根黄厚，脉虚弦滑，矛盾主次转化，肝火犯肺之证凸显，转用僵藤饮合清气化痰之剂泻肝清肺。三诊咳嗽咳痰基本消失，因仍有局部黄厚苔，故在僵藤饮基础上加用清热导滞之制大黄、莱菔子善后。

2. 慢性胃炎伴胆汁反流

患者，女，36 岁。

2021 年 10 月 11 日初诊。主诉：反复上腹部饱胀 1 年。患者近 1 年来上腹部饱胀不适，偶有反酸、口苦、烧心，大便通畅，纳寐欠佳。舌质淡红，苔薄白，脉细弦。胃镜提示：“慢性胃炎伴胆汁反流”。考虑肝郁化热，胃气上逆。治拟疏肝清热，和胃降逆。方选小柴胡汤合左金丸加减。处方：柴胡 9g，黄芩 9g，党参 9g，姜半夏 12g，生姜 12g，大枣 12g，甘草 6g，吴茱萸 3g，黄连 6g，佛手 9g，厚朴 6g，炒鸡内金 6g。5 剂。日 1 剂，水煎，分两服。

2021 年 10 月 25 日二诊。患者药后腹胀、反酸、睡眠较前好转，守上方加木香续服 5 剂。1 个月后随访痊愈。

【按语】患者有口苦、纳差、脘痞、反酸以及寐差、脉细弦，提示肝失疏泄，郁久化热，横逆犯胃，胃气上逆。故选用小柴胡汤合左金丸加减治疗。方中柴胡苦平，入肝、胆经，能疏泄气机之郁滞；黄芩苦寒，能清泄胃热。柴胡之升散，得黄芩之降泄，两者配伍，不但能通调表里、和解少阳，又能助益清泻肝胆之热。半夏配生姜，和胃降逆，散结消痞；党参、大枣、炙甘草益气健脾。《素问》有言“诸呕吐酸，皆属于热”，故用左金丸清火泄肝、平木制酸。加佛手加强疏肝和胃，厚朴行气消胀，炒鸡内金消食健胃。二诊症状明显好转，再加木香行气和胃而收全功。胆汁反流性胃炎多合并有慢性胃炎，病程日久，多证夹杂，因此病证结合、合方并进、标本同治，可增强疗效。

3. 胃窦炎

患者，女 64 岁。

2020 年 11 月 30 日初诊。主诉：上腹部隐痛 1 月余。刻诊：胃痛隐隐，能忍，无腹胀，胃纳欠佳，时有嗳气，反酸，无恶心、呕吐，舌淡红，苔薄白，脉弦细。既往有胃窦炎病史。考虑为肝胃不和，胃失和降。治拟疏肝和胃，缓急止痛。方选乌贝散合左金丸合芍药甘草汤加减。处方：浙贝母 10g，海螵蛸 15g，牡丹皮 10g，吴茱萸 3g，黄连 3g，枳壳 10g，白芍 20g，甘草 6g，川芎 5g。5 剂，水煎分服。

【按语】《素问·六元正纪大论》有“木郁之发……民病胃脘当心而痛”之论，此患者上腹部隐痛，伴嗳气反酸、脉弦细，证属肝郁不舒，气郁化热，横逆犯胃，胃气上逆，故治以舒肝和胃，泄热制酸，缓急止痛，予乌贝散合左金丸合芍药甘草汤加减。方中浙贝母清热散结，有保护胃黏膜的作用，海螵蛸味咸涩性温，能收敛制酸止痛；黄连、吴茱萸等量清泄肝热，和胃降逆；白芍、甘草缓急止痛；辅以牡丹皮清肝热，枳壳、川芎行气止痛。三方合用，针对“胃、痛、酸”对应的证机，分头并进，各司其职。

4. 慢性胃炎

（1）案例一

患者，女，38 岁。

2021 年 2 月 1 日初诊。主诉：反复嗳气 5 年余。患者 5 年多以来反复嗳气，饱食与饥饿时均有嗳气，时有胸闷，无反酸及泛吐清水，胃纳尚可，睡眠欠佳，眠浅易醒，二便尚调，经期延长，8～10 天方净，舌淡红，苔薄白，脉弦细。有乳腺结节、子宫肌瘤病史。中医辨证为肝失疏泄，肝气犯胃，胃气上逆之嗳气。治拟疏肝理气，和胃降逆。方选柴胡疏肝散加减。处方：柴胡 10g，枳壳 10g，白芍 10g，蜜甘草 6g，香附 12g，川芎 6g，青皮 6g，陈皮 6g，佛手 10g，香橼 10g，鸡内金 6g，首乌藤 30g。5 剂。水煎，早晚分服。

2021 年 2 月 8 日二诊。药后患者嗳气减少、睡眠较前好转，舌淡红，苔薄白，脉弦细。上方加黄芩 10g、旋覆花（包煎）5g、煅赭石（先煎）10g。续进 5 剂。

2021 年 2 月 15 日三诊。嗳气已消，睡眠恢复正常。予逍遥丸善后。

【按语】中年女性，5 年来反复嗳气，时有胸闷，睡眠欠佳，辨证为肝气郁滞，肝胃不和，胃气上逆证。肝主疏泄，性喜条达，肝失疏泄，肝气郁结，则感胸闷，月经不能按时而息；肝郁不解，气机失调，气滞血瘀，日久成积，故有乳腺结节、子宫肌瘤；脉弦为肝郁不舒之征。遵《素问·六元正纪大论》“木郁达之”之旨，治宜疏肝理气之法，方拟柴胡疏肝散加减。方中柴胡功善疏肝解郁，用以为君。香附理气疏肝，川芎活血行气，二药相合，助柴胡以解肝经之郁滞，并增行气之效，共为臣药。陈皮、枳壳理气行滞，芍药、甘草养血缓急柔肝，均为佐药。甘草调和诸药，为使药。加用佛手、香橼增其行气之力，炒鸡内金健运脾胃，首乌藤养血安神。诸药相合，共奏疏肝解郁，理气和胃之功。复诊时患者睡眠较前好转，但仍有嗳气，故原方加黄芩泄热，与柴胡相配，一升一降，调畅气机；旋覆花、煅赭石并用下气降逆。三诊药中病机，诸症消失。针对患者肝郁血瘀体质，予逍遥散善后调和气血。

（2）案例二

患者，女，51岁。

2023年12月13日初诊。主诉：反复上腹部饱胀1年余。现病史：1年多以来反复出现上腹部饱胀不适，胃纳一般，无口苦，偶有腰酸，入睡困难，二便可。查体：舌淡红，苔薄白，脉细弦。证属肝郁气滞，肝胃不和。治拟疏肝理气，和胃消痞。方选柴胡疏肝散化裁。处方：柴胡12g，炒白芍9g，川芎6g，枳壳9g，陈皮9g，蜜甘草6g，香附12g，紫苏梗9g，佛手9g，炒鸡内金6g，炒麦芽20g，合欢皮15g，牛膝12g，狗脊9g。5剂，水煎，早晚分服。

2023年12月20日二诊。患者诉服药后腹部饱胀感明显好转，入睡快，继续予上方去牛膝、狗脊，续予7剂巩固治疗。

【按语】患者为中年女性，以脘腹胀满为主诉，故中医诊断为“胃痞病”。结合舌淡红、苔薄白、脉细弦，考虑为肝郁气滞犯胃，引起肝胃不和之证。柴胡疏肝散也可理解为是四逆散的加味方，加川芎、香附、陈皮，共奏疏肝理气解郁、和胃消痞之功，加佛手、紫苏梗有协同作用；炒鸡内金、炒麦芽消食健胃。患者入睡困难，加合欢皮疏肝安神。牛膝、狗脊补肾壮腰，以治腰酸。二诊症状好转明显，乃减对症之药牛膝、狗脊，继续守方治疗。本案主诉与上案主诉不同，前者为脘腹胀满，后者为嗳气，但由于肝胃不和的病机相同，故都可以用柴胡疏肝散取效，即“证同治亦同”是也。

5. 慢性萎缩性胃炎

（1）案例一

患者，女，71岁。

2021年5月24日初诊。主诉：反复胃胀不适4个月余。患者诉4个月以来反复感觉胃胀不适，易饥，胃纳差，晨起口苦，易情绪烦躁，大便黏腻不爽。既往有慢性萎缩性胃炎史。舌淡红，苔黄稍厚腻，脉弦滑。证属痰热内蕴，脾胃运化失常。治拟清热化痰，健脾和胃。方选半夏泻心汤合黄连温胆汤加减治疗。处方：黄芩10g，黄连6g，枳壳10g，竹茹10g，陈皮6g，姜半夏10g，茯苓10g，胆南星6g，石菖蒲6g，升麻6g，党参10g，炙甘草6g。5剂，水煎分服。

2021年5月31日二诊。患者诉胃脘不适好转，饥饿感减轻，早晨口干明显，寐差，大便黏。守方去茯苓，加茯神10g、生地黄12g、麦冬10g、苍术6g、广藿香6g。5剂。

2021年6月7日三诊。患者诸症均减，守方续服5剂以巩固疗效。

【按语】患者以胃脘胀满为主症，伴有口苦、大便黏滞不爽，苔黄稍厚腻，考虑湿热中阻，胃失和降之胃痞。口苦、易情绪烦躁、寐差，考虑为湿郁化热，炼津成痰，痰热内蕴，影响肝胆疏泄功能，扰动心神所致。弦为肝脉，脉滑主内有痰热。故选半夏泻心汤辛开苦降调气机，甘温调补扶正气；合黄连温胆汤清中焦痰热加减治疗。因热象明显，故去干姜之辛热，加胆南星、石菖蒲开窍化痰安神。二诊患者湿浊趋化，但口干明显，说明热伤津液，因此仿十味温胆汤之意，加生地黄、麦冬养阴增液；茯苓换为茯神既能健脾渗湿，又能宁心安神；5月末正是当地湿热兴起之时，结合患者舌苔黄厚腻表现加藿香及苍术芳香化湿。诸药合用，共奏清热燥湿，行气和胃，祛痰安神之功。三诊诸症均好转，继续予黄连温胆汤巩固治疗。张老师认为治疗任何疾病，都当在辨证论治的基础上，根据患者病情特点，结合时令及气候等变化而遣方组药，做到知常达变，也是“三因制宜”思想的体现。

（2）案例二

患者，男，52岁。

2022年6月13日初诊。主诉：上腹部饱胀不适3个月余。刻诊：胃脘胀满，食后胀甚，胃纳减少，无反酸、嗳气，大便通畅，舌淡红，苔薄白，脉弦细。胃镜诊断为“慢性萎缩性胃炎伴糜烂”。中医诊断为虚实夹杂，气机失调之胃痞病。方选半夏泻心汤加减。处方：姜半夏 10g，黄芩 10g，黄连 6g，党参 10g，干姜 3g，大枣 12g，蜜甘草 5g，藤梨根 30g，香茶菜 15g，蒲公英 30g，炒薏苡仁 30g，陈皮 9g。5 剂，水煎，早晚分服。

2022 年 6 月 20 日二诊。腹胀明显好转，后守方治疗 1 个月愈。

【按语】患者胃脘饱胀辨为胃痞，脾胃亏虚，气机升降失调，气机痞塞不通，故见胃脘胀满，食后胀甚，胃纳减少。《伤寒论·辨太阳病脉证并治》云：“但满而不痛者，此为痞，柴胡不中与之，宜半夏泻心汤。”故用半夏泻心汤辛开苦降，消痞散结。藤梨根、香茶菜、蒲公英清解胃热，常用于萎缩性胃炎伴糜烂者。炒薏苡仁健脾利湿，陈皮理气消胀开胃。半夏泻心汤除了调节寒热错杂，亦可调畅脾胃气机，对于寒热错杂不明显，但见胃脘胀满等气机阻滞之象，可选此方调节气机升降。

6. 功能性胃肠病

(1) 案例一

患者，男，52 岁。

2024 年 3 月 27 日初诊。主诉：腹胀半月余。患者诉近半月来时感觉整个腹部饱胀不适，伴有嗳气，大便不畅，舌淡红，苔薄白，脉弦滑。西医诊断：功能性胃肠病。中医辨证为胃肠气滞之痞满。治拟消导化积。方选枳实导滞丸加减。处方：黄芩 9g，黄连 3g，大黄 6g，枳实 9g，六神曲 10g，茯苓 10g，泽泻 9g，炒白术 6g，焦山楂 10g，乌药 6g，炙甘草 6g。5 剂，水煎，早晚分服。

【按语】患者中年男性，主因“腹胀半月余”就诊，症见腹胀，嗳气，大便不畅，考虑为脾胃运化失常，胃肠积滞内停；舌淡红、苔薄白说明积滞尚轻；脉弦主气郁，脉滑主内有积滞。综合考虑该腹胀由胃肠内有积滞，壅塞气机，胃气上逆，传导失调所致，故予枳实导滞丸加减以行气导滞，清热化积。该方由仲景泻心汤、枳术汤、泽泻汤相合再加茯苓、六神曲而成。泻心汤用汤剂能清胃肠积热，枳术汤、泽泻汤行气祛湿，加六神曲、茯苓消积导滞，助肠胃运化。该方重在消积下滞，且药量较小，注重因势利导，即后世所谓“轻法频下”，尤其适合中年男性腹型肥胖者，无论大便干湿均可使用。焦山楂加强健脾消食，乌药调畅胃肠气机，炙甘草调和诸药。

（2）案例二

患者，男，53岁。

2024年5月15日初诊。主诉：食后腹胀2年余。患者诉近2年多来常感食后腹胀，胃纳可，大便调，睡眠可，舌淡胖，苔黄腻稍厚，脉弦滑。有痛风病史。西医诊断：功能性胃肠病。中医辨证为痰热互结之胃痞。治拟清热和胃，涤痰通络。方选小陷胸汤加减。处方：半夏15g，黄连6g，瓜蒌皮15g，丹参12g，降香9g，荷叶9g，生山楂15g，枳实9g，苍术9g，泽泻9g，炒鸡内金6g。5剂，水煎，早晚分服。

【按语】患者中年男性，主因“食后腹胀2年余”就诊。症见饭后腹部胀满，舌淡胖，考虑素有脾虚，食后脾运化负担加重，胃的通降功能减弱所致；结合苔黄腻稍厚、脉弦滑，考虑内有痰热积滞，阻塞气机；病程逾年，兼有痛风，提示有久病入络之虞。四诊合参，诊断为胃痞之痰热互结证，治以涤痰清热，予小陷胸汤加减。小陷胸汤原治伤寒表证误下，邪热内陷，与痰浊结于心下的小结胸病。其中瓜蒌皮宽胸散结，黄连泄热除痞，半夏化痰散结；加丹参、生山楂活血，荷叶升发清阳，降香下气，枳实破气消积，苍术健脾燥湿，泽泻利水渗湿、泻热，炒鸡内金和胃消积。现代研究认为丹参、生山楂、荷叶、泽泻有降脂作用，苍术有降血糖之功，因此常用于代谢综合征患者。

（3）案例三

患者，女，28岁。

2020年12月2日初诊。主诉：反复左中腹部隐痛4个月。患者近4个月以来反复感左中腹部隐痛，伴肠鸣，吃油腻食物后易腹泻，舌淡红，苔薄白，脉沉细。西医诊断为肠功能紊乱。中医诊断：腹痛（脾虚肝强，气机失调）。治拟补脾泻肝，调和气机。方选痛泻要方合当归芍药散加减。处方：陈皮9g，防风6g，炒白芍18g，炒白术9g，木香6g，黄连6g，干姜3g，当归12，川芎6g，茯苓12g，泽泻9g，甘草6g。5剂，水煎，早晚分服。

【按语】患者以腹痛为主诉就诊，腹痛的病因复杂，本例患者腹痛时间较长，以隐痛为主，且反复发生，易腹泻，舌淡红，脉细，辨证属脾虚，伴有肠鸣，属肠道气机失调，脉沉主肝郁，因此考虑由于土虚木乘，脾受肝制，气机升降失调而致腹痛。痛泻要方为主治脾虚肝旺之主方，有健脾泻肝、调和气机、缓急止痛的作用；当归芍药散能健脾渗湿，养血调肝；黄连、木香为香连丸组合能清热燥湿，行气止痛；稍佐干姜，与黄连相配，有仲景黄连汤之意平调寒热；甘草调和诸药。数方合用，共奏调和肝脾，行气止痛之功。

7. 肠易激综合征

(1) 案例一

患者，女，35 岁。

2024 年 1 月 16 日初诊。主诉：反复上腹部疼痛、腹泻 1 年余。患者诉 1 年多以前开始出现上腹部疼痛，以脐上胀痛为主，饭后明显，痛时伴腹泻 3～5 次，泻后痛减，伴呕吐，呕吐后感觉轻松。食用辛辣、油腻之品易发。每周均有发作，中西药物治疗未见好转。刻下：消瘦，胃纳一般，睡眠欠佳，时服安眠药助眠，舌淡红，苔薄白，脉细弦。西医诊断：肠易激综合征。中医辨证为肝脾不和之泄泻病。治拟疏肝扶脾。方选六君子汤、痛泻要方、四逆散合方加减。处方：党参 12g，炒白术 9g，茯苓 12g，柴胡 12g，枳壳 9g，炒白芍 18g，陈皮 6g，防风 3g，炒薏苡仁 30g，合欢皮 15g，首乌藤 15g，蜜甘草 6g，生姜 12g，大枣 12g，制半夏 12g。5 剂，每日 1 剂，水煎分 2 次服。并嘱其节制饮食，减轻工作压力，适当运动。

2024 年 1 月 24 日二诊。诉服药后腹痛次数减少，未再出现呕吐、腹泻。守上方加黄芩 9g，续服 5 剂。

2024 年 1 月 30 日三诊。上症未反复，睡眠亦好转。守上方续服 5 剂。

【按语】张老师认为肠易激综合征病位在脾胃，与肝相关，可因情志不舒导致肝疏泄失常，从而引起肝脾气机失调，故要从肝、脾论治。张老师以上腹胀痛、痛时伴有腹泻、呕吐，腹泻、呕吐后痛减为着眼点，结合患者饮食不节、工作劳累且压力大、易发病的特点，辨为脾虚肝郁、肝脾不和之泄泻病，予六君子汤、痛泻要方、四逆散合方以健脾疏肝，和胃降逆，燥湿止泻。同时加用合欢皮、首乌藤安神助眠，炒薏苡仁健脾止泻。诸药合用，脾气得健，肝气得舒，故可获效。二诊时诸症减轻，在上方中加入黄芩，组成小柴胡汤，可疏达少阳肝胆之气，调畅情志，恢复脾胃肝胆气机升降功能。三诊病情未反复，故效不更方，原方巩固。

(2) 案例二

患者，男，71岁。

2019年2月18日初诊。主诉：腹泻与便秘交替发作近10年。患者诉近10年来反复出现腹泻、便秘，腹泻多则6～7次/天，量少色黄，不成形，有黏液，无脓血，伴有腹痛和肛门重坠感，之后4～5天不解大便，无明显腹胀。受凉或食用油腻之品易腹泻。多方治疗无好转，本次因家人介绍来诊。刻诊：消瘦，口干，声嘶，近1个月皮肤瘙痒难忍，多红色抓痕，无皮疹和水疱，舌深红少苔而干，脉沉细弦。西医诊断：肠易激综合征。中医辨证为阴虚热盛，肝木乘土。治拟养阴清热，泻肝扶脾。方选驻车丸和过敏煎加味。处方：黄连6g，当归10g，阿胶珠9g，炮姜3g，白芍15g，乌梅10g，陈皮5g，防风3g，五味子5g，僵蚕10g，银柴胡5g，甘草9g，白鲜皮15g，紫草15g。5剂，水煎，早晚分服。

2019年2月25日二诊。大便较前成形，每天2次，口干，皮肤仍感瘙痒，舌红少苔，脉沉细。上方去紫草，加山药15g。5剂。

2019年3月4日三诊。大便成形，每日1次，仍有皮肤瘙痒。上方加制何首乌15g、白蒺藜15g。5剂，水煎服，早晚分服。

2019年3月11日四诊。大便正常，皮肤瘙痒好转，舌转偏红，舌上生薄白苔有津，脉沉细。上方去白鲜皮，加浮萍10g。5剂。

【按语】肠易激综合征，是肠道对刺激反应过强或反常，导致肠道运动与分泌异常的一组症候群，且缺乏形态学和生物化学异常改变等，属功能性肠病范畴。主要表现为腹痛及大便习惯性改变（腹泻或便秘，或腹泻与便秘交替出现），常因情绪变化、饮食不节或气候反常而诱发。本案当属肠易激综合征无疑。中医辨证病位在肝、脾，久病可及肾。本患者平素性情急躁，肝火内盛，灼伤阴血，肝气横逆，克伐脾土，运化失司，故腹泻与便秘交替出现；舌红少苔为阴虚火旺之象，脉沉细弦主气郁肝旺阴虚，皮肤瘙痒为阴虚风燥，肌肤失于濡养所致。因此选驻车丸加白芍养阴清热止泻，过敏煎加僵蚕、白鲜皮祛风止痒，紫草清血热，陈皮调气机。诸药合用，共奏养阴清热，抑肝扶脾，祛风止泻之功。二诊方已中的，腹泻减轻，但考虑病久有入肾之虞，乃加山药健脾补肾止泻。三诊皮肤瘙痒未愈，遂加定风丹（白蒺藜、制首乌）养血祛风止痒；四诊大便正常，深红舌转淡，舌上生苔，皮肤瘙痒仍存，去白鲜皮之苦寒燥湿，加浮萍透解肌肤郁热而止痒。

8. 慢性结肠炎

患者，男，29 岁。

2020 年 6 月 10 日初诊。主诉：大便次数增多 7 年余。患者近 7 年来大便次数增多，每天 2～3 次，大便不成形，色黄，无黏液脓血，排便有不尽之感，无腹痛。肠镜提示：慢性结肠炎。胃纳一般，夜眠安。多方就诊未见好转 1。查体：舌淡红，苔薄白，脉弦细滑。西医诊断：慢性结肠炎。中医诊断：泄泻（脾虚湿盛）。治拟益气健脾，渗湿止泻。方选参苓白术散加减。处方：党参 12g，炒白术 9g，茯苓 15g，山药 12g，炒薏苡仁 30g，炒白扁豆 15g，砂仁（后下）3g，桔梗 3g，黄连 3g，木香 3g，槟榔 6g，柴胡 6g，升麻 6g，枳壳 6g，乌梅 12g。5 剂，水煎分服。

2020 年 6 月 17 日二诊。用药 4 天后大便次数减少，每天 1～2 次，基本成形，排便不尽感消失，无腹痛。予原方 7 剂巩固治疗。

【按语】患者因大便次数增多、不成形而就诊，故中医辨病为泄泻。病程 7 年余，大便色黄不成形，每大 2～3 次，辨证为脾气虚弱，运化失健，湿自内生；排便有不尽之感，舌苔白，是中气下陷，气机失调的表现；脉弦主气郁，脉细主气虚，脉滑主内有积滞。总属脾胃气虚，运化失常，湿自内生，清阳不升，气机不畅所致。予参苓白术散加味益气健脾，渗湿止泻；加柴胡、升麻升清，槟榔、枳壳降气，一升一降，调畅气机；少配黄连. 木香合乌梅为香连丸和连梅丸组合，具有清热燥湿。化滞止泻的作用。药后 4 天病已见效，故二诊守原方巩固治疗。

9. 便秘

（1）案例一

患者，男，60 岁。

2021 年 3 月 29 日初诊。主诉：便秘 1 月余。患者近 1 个月来大便干结难解，3～5 天 1 次，无腹胀、腹痛，胃纳一般，睡眠欠佳。既往有糖尿病、睡眠障碍病史。舌质淡红，苔黄厚腻，脉弦滑。中医诊断：便秘（肝脾不和）。治拟疏肝解郁，清热导滞。方选小柴胡汤合越鞠丸加减。处方：柴胡 10g，黄芩 10g，党参 10g，姜半夏 10g，大枣 12g，生姜 12g，蜜甘草 6g，焦栀子10g，苍术5g，六神曲10g，川芎5g，香附10g，枳壳10g，火麻仁15g。5剂。水煎分服。

2021年4月19日二诊。患者服药后大便通畅，纳寐较前好转，舌淡红，苔薄白，脉弦滑，守上方续服5剂。

【按语】该患者有糖尿病和睡眠障碍史多年，阴津亏损，燥热偏盛，劳心竭虑，肝郁不舒，日久化火，消灼肺胃阴津，导致便秘，便秘日久，致肠道气机不畅，积滞内停，故见苔黄厚腻，脉弦滑。张老师给予小柴胡汤合越鞠丸加减治疗。《伤寒论·辨阳明病脉证并治》曰："阳明病，胁下硬满，不大便而呕，舌上白胎[1]者，可与小柴胡汤，上焦得通，津液得下，胃气因和，身濈然汗出而解。"告诉我们小柴胡汤具有和解少阳、宣畅上焦气机的作用，可以使津液得下，大便自调。越鞠丸取自《丹溪心法》，主治由气、血、痰、火、湿、食郁结而致的胸膈痞闷，或脘腹胀痛，嗳腐吞酸，恶心呕吐，饮食不化等症；《类证治裁》中也提出"气郁则湿郁，湿郁则热郁，热郁则痰郁，痰郁则血郁，血郁则食郁，相因为病"。因此该方有行气解郁的功效，再加枳壳调畅气机，火麻仁润肠通便。诸药合用理气解郁，气机调达则大便通畅，夜寐好转。

（2）案例二

患者，女，40岁。

2023年1月9日初诊。主诉：左下腹胀痛半月余。患者诉近半月来大便干结难解，2～3天一行，伴有左下腹胀痛，无恶心呕吐。舌淡红，苔白稍厚腻，脉弦滑。中医诊断：便秘（肠道湿热瘀阻证）。治拟泄热破瘀，行气导滞。方选大黄牡丹汤加味。处方：败酱草30g，大黄（同煎）6g，牡丹皮10g，桃仁10g，木香6g，青皮6g，干姜3g，川楝子9g，炒白芍25g，炙甘草6g。5剂，日1剂，早晚分服。

2023年1月16日二诊。大便1日一行，腹部胀痛好转。去川楝子，生大黄易制大黄6g、加槟榔6g。5剂。

2023年1月23日三诊。大便正常，腹无胀痛，苔薄白，脉细弦，予当归芍药散5剂巩固治疗。

【按语】患者左下腹胀痛，大便干结难解，2～3天一行，结合苔白厚

---

[1] 胎，即苔。

腻、脉弦滑，考虑肠道湿热郁阻，气血凝聚，不通则痛，予大黄牡丹汤加味治疗。方中大黄同煎泻肠道湿热瘀积，同煎较后下泻下之力稍减，桃仁、牡丹皮凉血散血，败酱草清热解毒，大队苦寒佐少量干姜温中。患者左下腹部胀痛较剧，予川楝子、青皮、木香加强行气止痛，加芍药甘草汤缓急止痛。二诊患者腹痛减轻，大便通畅，故生大黄改制大黄清热导滞，去川楝子加槟榔增行气之功。三诊脉证趋常，予当归芍药散调和气血善后。

（李筱颖整理）

第四节 肝胆病证

1. 慢加急性肝衰竭（黄疸）

患者，男，70 岁。

患者因“上腹部饱胀不适伴尿黄 1 月余”于 2024 年 5 月 25 日入院，诊断：慢加急性肝衰竭，慢性乙型肝炎肝硬化，胆汁淤积性肝炎，脾大。经护肝、利胆、退黄等中、西药物治疗，黄疸持续不退，乃请中医会诊。

2024 年 6 月 3 日初诊。慢加急性肝衰竭治疗中，黄疸不退，目黄、尿黄，小便短少，见肝掌和少许蜘蛛痣，脘腹胀满，纳差，乏力，睡眠欠佳，口有异味，大便干结，下肢不肿，舌淡红，苔薄微黄腻，舌下瘀，脉弦滑重按无力。辅助检查：6 月 3 日，肝功能，γ-谷氨酰转移酶（γ-G）50U/L，碱性磷酸酶 127U/L，总胆红素 105.0μmol/L，直接胆红素 62.7μmol/L，间接胆红素 42.3μmol/L，白蛋白 33.0g/L，球蛋白 49.7g/L，A/G 0.7。凝血功能，凝血酶原时间 19 秒，国际标准化比值 1.65，活化部分凝血酶时间 34.6 秒，纤维蛋白原 1.69g/L，D-二聚体 3.12mg/L。血常规，白细胞 8.0×10^9/L，血红蛋白 106g/L，血小板 85×10^9/L。HBV-DNA 1.47×10^3 IU/mL。中医辨证：肝郁气滞，瘀热在里，胆失疏泄。治拟疏肝利胆，清热化瘀。处方：柴胡 12g，焦栀子 9g，制半夏 9g，枳壳 12g，赤芍 25g，茵陈 30g，大黄（同煎）6g，防己 12g，炙黄芪 18g，白术 9g，牛膝 12g，丹参 15g，鸡血藤 15g，石见穿 30g，生麦芽 10g，炙甘草 9g。7 剂。

2024 年 6 月 11 日二诊。黄疸减退，腹胀好转，大便通畅，稍感乏力，苔薄白。6 月 10 日复查 γ-G 51U/L，碱性磷酸酶 119U/L，总胆红素 74.3μmol/L，直接胆红素 47.9μmol/L，间接胆红素 26.4μmol/L，白蛋白 33.9g/L，球蛋白 43.8g/L，A/G 0.8。凝血酶原时间 17.7 秒，国际标准化比值 1.53，活化部分凝血酶时间 34.4 秒，纤维蛋白原 1.54g/L，D-二聚体 2.52mg/L。血常规白细胞 7.4×10^{9}/L，血红蛋白 102g/L，血小板 91×10^{9}/L。HBV-DNA 1.24×10^{3}。效不更方，带上药 7 剂出院。

【按语】慢加急性肝衰竭是在慢性肝病基础上出现的急性肝衰竭，病情较重，治疗棘手。该患者住院已 40 余天，先后使用丁二磺酸腺苷蛋氨酸、茵栀黄颗粒退黄，异甘草酸镁、多烯酸脂酰胆碱护肝及大量血浆治疗，肝酶渐趋正常但黄疸反复波动，总胆红素一直维持在 105.0μmol/L 以上。根据会诊所见，考虑患者在肝郁脾虚的基础上，兼夹湿热内蕴，瘀血阻滞，导致胆腑疏泄不利，胆汁郁结，排泄不畅。故用四逆散加生麦芽疏肝理气，茵陈蒿汤加石见穿清热解毒、利胆退黄，遵关幼波先生治黄三法“治黄必治血，血行黄易却；治黄需解毒，毒解黄易除；治黄要治痰，痰化黄易散”，重用赤芍加丹参、鸡血藤、牛膝活血解毒退黄，半夏、防己化痰利水，炙黄芪、白术、炙甘草健脾益气。并嘱停用茵栀黄颗粒。药用 1 周，症状明显减轻，黄疸指数降低三分之一，白球比例、血小板、凝血功能、病毒指标也有改善。用茵栀黄颗粒等不效，而用本方取效，考虑可能与方中重用活血解毒和清热通泻有关，这也契合肝炎后肝硬化、肝功能失代偿、肝功能衰竭“虚”“瘀”“毒”“滞”的中医病机。

2. 急性胆囊炎

患者，女，63 岁。

2020 年 3 月 23 日初诊。主诉：右上腹胀痛不适 20 天。患者诉 20 天前出现右上腹胀痛不适，连及背部，伴发热、畏寒。3 月 8 日腹部 B 超提示：多囊肝（较大 60mm×45mm），胆囊壁毛糙增厚（厚约 5mm），双肾结晶；3 月 10 日血常规：WBC 8.1×10^{9}/L，NE 77%，Hb 113g/L，CRP 115.5mg/L。经抗炎治疗发热退，但仍有右上腹胀痛，向腰背放射，口苦而干，无恶心、呕吐，大便正常；查：舌质红，苔薄黄，脉沉细。西医诊断：急性胆囊炎、多囊肝。中医辨证：胆胀（肝胆湿热证）。治拟清利肝胆湿热。方选大柴胡汤合茵陈蒿汤加减。处方：柴胡 10g，黄芩 10g，制半夏 10g，赤芍 10g，制大黄 5g，焦栀子 10g，茵陈 15g，预知子 15g，鱼腥草 30g，鸡内金 5g，甘草 6g，郁金 10g，枳壳 10g。5 剂，日 1 剂，水煎，分两服。

2020 年 3 月 30 日二诊。右上腹胀痛明显好转，睡眠欠佳，大便不畅，苔薄黄，脉沉细。上方加茯神 20g。10 剂。

2020 年 4 月 13 日三诊。无发热，腹部胀痛消失。上方加合欢皮 15g 再进 10 剂。

2020 年 4 月 14 日复查：血常规 WBC 4.1×10^9/L，NE 57%，CRP 1.6mg/L；腹部 B 超提示：胆总管轻度扩张，多囊肝。

【按语】患者因“右上腹胀痛伴发热恶寒”就诊，故辨病为“胆胀”。伴有口苦、口干，结合舌脉，考虑本病由肝胆湿热郁滞，气机疏泄不利所致。因此予大柴胡汤疏肝理气，内泻热结；茵陈蒿汤清热利胆。由于大便正常，方中生大黄改用制大黄清热导滞，白芍改为赤芍凉血活血利胆。再加预知子、郁金加强疏肝理气，鱼腥草清热解毒；鸡内金健胃消积；生甘草清热解毒、和中缓急。诸药合用，共奏疏肝利胆、清热导滞之功。二诊腹部胀痛明显好转，但有睡眠欠佳，加茯神既能宁心安神，又能淡渗利湿。三诊临床症状消失，结合次日复查的血象和 B 超，提示急性胆囊炎临床治愈。

3. 慢性胆囊炎、胆囊结石

患者，女，58 岁。

2024 年 9 月 26 日初诊。主诉：右上腹胀痛 3 天。患者诉 3 天前出现右上腹胀痛，向右侧腰背部放射，恶心、呕吐 2 次，呕吐物为胃内容物，无发热、畏寒，在当地医院抗炎输液治疗无好转。刻诊：仍有右上腹胀痛，连及腰背，恶心，无呕吐，胃纳一般，大便 3 天未解，无尿黄，无发热，查：腹软，无压痛，无肌紧张，舌淡红，苔中黄厚，脉弦滑。血常规正常，肝功能 AST、γ-GT 轻度升高，腹部 B 超提示：胆囊炎、胆囊结石。1 年前曾有急性胰腺炎和胆囊炎、胆囊结石住院史。西医诊断：慢性胆囊炎、胆囊结石。中医诊断：胆胀（肝胆湿热）。治拟疏肝利胆，清热化湿。方选大柴胡汤合茵陈蒿汤加减。处方：柴胡 12g，黄芩 10g，制半夏 12g，赤芍 12g，大黄（同煎）6g，焦栀子9g，茵陈15g，预知子15g，广金钱草30g，生鸡内金12g，炙甘草6g，郁金10g，枳实10g，延胡索12g，垂盆草15g。5剂，日1剂，水煎，分两次服。

2024年9月30日二诊。药后3剂右上腹胀痛消失，腰背无不适，无恶心、呕吐，舌淡红，苔薄白，脉细弦。上方有效，去延胡索，续进7剂。

2024年10月8日三诊。症无反复，续进7剂利胆排石。

【按语】患者原有急性胰腺炎和胆囊炎、胆囊结石，现又出现右上腹胀痛，伴恶心、呕吐，结合苔中黄厚，脉弦滑，辨证考虑为肝胆湿热内蕴，气机阻滞，和降失调，不通则痛所致。故选用大柴胡汤合茵陈蒿汤加减疏肝利胆，清热化湿。大便不畅，说明内有积滞，故用生大黄泻热导滞；广金钱草、生鸡内金、郁金清热利胆排石；预知子、延胡索疏肝理气止痛；垂盆草清热利湿降酶。药进3剂，诸症缓解，故减延胡索再进。胆囊中有结石，故三诊仍予上方续进，冀能排出结石、消除病根。

4. 甲状腺功能亢进症

患者，女，41岁。

2023年10月9日初诊。主诉：心悸、手抖1月余。患者诉1月余前无明显诱因开始出现心悸、手抖，后在我院内分泌科诊断为甲状腺功能亢进症，服用甲巯咪唑片5天后肝酶升高，故停用；予水飞蓟宾胶囊、复方甘草酸苷片护肝治疗，复查甲状腺功能：总三碘甲状腺原氨酸（TT3）2.62nmol/L，血清总甲状腺素（TT4）159.70nmol/L，促甲状腺激素（TSH）＜0.01μIU/mL，游离三碘甲状腺原氨酸（FT3）7.34pmol/L，游离甲状腺素（FT4）26.69pmol/L；甲状腺球蛋白抗体（TgAb）374.50IU/mL，甲状腺球蛋白（Tg）0.06ng/mL，甲状腺过氧化物酶抗体（TPOAb）52.0IU/mL，促甲状腺激素受体抗体（TRAb）6.24IU/L；肝功能：天冬氨酸氨基转移酶（AST）58U/L，丙氨酸氨基转移酶（ALT）49U/L。遂来求诊中医。刻下症见：心悸，手抖，畏热多汗，消瘦，乏力，胃纳稍亢，夜寐欠安，二便调。颈部肿大。舌淡胖，苔薄白，脉细弦。中医辨证：瘿病（气阴两虚，痰凝气结）。治拟消瘿散结，益气养阴。方用生脉饮合消瘰丸加减，处方：太子参25g，麦冬9g，五味子9g，猫人参30g，猫爪草15g，牡丹皮9g，夏枯草10g，预知子15g，浙贝母9g，玄参9g，牡蛎（先煎）30g，连翘 9g，甘草 9g，垂盆草 15g。5 剂，每日 1 剂，水煎服，早、晚各 1 次。

2023 年 10 月 17 日二诊。诉服药后心悸、怕热、手抖明显改善，停药 2 天后症状有所反复。守上方续服 5 剂。

2023 年 10 月 24 日三诊。查肝功能转氨酶已恢复正常；甲状腺功能检查：TT3 1.75nmol/L，TT4 130.90 nmol/L，TSH＜0.01μIU/mL，FT3 5.00 pmol/L，FT4 20.85pmol/L；TgAb 285.40IU/mL，Tg 0.04ng/mL，TPOAb 19.6IU/mL，TRAb 4.09IU/L，指标均较前好转。刻下：胃纳可，舌淡红，苔薄白，脉细弦。守上方去连翘、垂盆草，加焦栀子 9g、土贝母 9g、泽泻 12g，续服 5 剂。

2023 年 11 月 1 日四诊。诉心悸、怕热、手抖持续改善。守前方续服 10 剂。

2023 年 11 月 22 日五诊。近期体重增加 4 公斤，偶有心悸及喉间异物感，余症尚平。守前方去五味子、焦栀子，加柏子仁 9g、炒薏苡仁 30g、青皮 6g，续服 10 剂。

2023 年 12 月 13 日六诊。诸症均减。舌淡胖，苔薄白，脉细弦，胃纳睡眠可。守前方去甘草，土贝母，加郁金 9g、炒决明子 15g，续服 10 剂。

2024 年 1 月 3 日七诊。无不适症状。检查甲状腺功能已恢复正常。刻下：舌淡胖，苔薄白，脉细弦，胃纳睡眠可。守前方去炒决明子，加急性子 9g，续服 10 剂。

【按语】本案患者被诊断为甲状腺功能亢进症，可按中医“瘿病”进行辨证论治。张老师认为此案患者心悸、手抖、畏热出汗、消瘦，脉沉细，为气阴两虚之象，为本虚；患者睡眠欠佳，颈部增大，为痰凝气结，郁久化火，为标实。故拟生脉散加减治宜益气养阴治其本，配合消瘰丸（浙贝母、玄参、牡蛎）以祛痰清热、软坚散结；《济生方·瘿瘤论治》载：“夫瘿瘤者，多由喜怒不节，忧思过度而成斯疾焉。”遂加夏枯草清肝泻火、散结消肿；预知子疏肝理气、散结。加猫爪草化痰散结、解毒消肿，与夏枯草合用，在治疗甲状腺弥漫性肿大之“症靶”的同时，亦可调节免疫，治疗甲状腺抗体指标异常升高之“标靶”，从而达到态靶同调之功。牡丹皮清热凉血，活血散瘀；猫人参、连翘清热解毒消肿；垂盆草解毒消肿、护肝降酶；甘草调和诸药。首方服用10剂后，患者心悸、怕热、手抖明显改善，效不更方。三诊时肝功能正常，故上方去连翘、垂盆草，加用焦栀子、土贝母、泽泻，取化肝煎之义，在益气养阴散结的基础上，加强疏肝解郁、降火散结之功。五诊时患者诸症均减，体重增加，守前方去五味子、焦栀子，加入柏子仁养心安神，炒薏苡仁益气健脾，青皮疏肝破气。七诊时患者甲状腺功能已恢复正常，收获显效。

（刘芳洁整理）

第五节　肾系病证

1. 泌尿道感染

(1) 案例一

患者，女，73岁。

2021年8月23日初诊。主诉：尿频、尿急、尿痛1周。患者1周前出现尿频、尿急、排尿时尿道灼痛，无发热，当地医院诊断为泌尿道感染，行抗感染治疗（具体不详）。现仍有尿频、尿急，无尿痛，口苦明显，足心发热，遇寒热减，胃纳一般，舌质淡红，苔薄白，脉细略数。既往有类似病史。中医辨证为淋证（阴虚火旺，兼下焦湿热）。治拟滋阴降火，清热利湿。方选知柏地黄丸加减。处方：知母10g，黄柏10g，生地黄15g，山茱萸10g，山药10g，牡丹皮10g，茯苓15g，泽泻10g，苍术5g，牛膝10g，白茅根25g，鸭跖草30g，滑石（包煎）10g，白花蛇舌草30g。7剂。水煎，日2服。

2021年8月30日二诊。患者药后尿频、尿急减轻，足心发热好转，舌淡红，苔白厚，脉细弦，守上方加焦栀子10g、瞿麦10g、苦参10g、绵萆薢10g。5剂。1月后随访已愈。

【按语】患者因尿频、尿急、尿痛就诊，故中医辨病为淋证。足心发热，脉细略数，过去有类似病史，考虑为阴虚火旺的劳淋；尿频、尿急，伴有口苦，提示下焦湿热未清，气机不畅。故用滋阴降火、清热利湿之法治之。张介宾的知柏地黄丸以六味地黄丸加知母、黄柏，增强清降相火之力，治阴虚火盛、下焦湿热等证。方中生地黄、山茱萸、山药滋养肝、脾、肾；泽泻、牡丹皮、茯苓渗湿浊，清虚热；知母、黄柏降相火，泻肾火。加苍术、牛膝合黄柏为三妙散，清热燥湿；白茅根、鸭跖草、滑石、白花蛇舌草增清热利尿通淋之功。患者药后尿频、尿急减轻，足心发热好转，阴虚症状较前缓解，因抗感染治疗舌苔较前增厚，加焦栀子、瞿麦合滑石取八正散之意利水通淋；加绵萆薢合黄柏、苍术（原方白术）取程氏萆薢分清饮之意；加苦参增分清泌浊之效。诸药相合，滋阴、清热、通淋并重，则症状好转明显，可见其效。

（2）案例二

患者，女，34岁。

2024年3月27日初诊。因“反复尿频、尿急、尿不尽半年余，加重半月”就诊，患者诉近半年多以来开始出现尿频、尿急，解尿不尽，劳累后症状明显，未予重视。半月前感觉上述症状加重，来我院门诊外科就诊，查尿常规提示：尿隐血（++），尿白细胞酯酶（+），红细胞68.5个/μL，白细胞304.6个/μL，尿细菌培养阴性，予“左氧氟沙星片、米拉贝隆缓释片”治疗2周。今来本院查B超提示左侧肾盂畸形，双侧肾结石、右侧肾囊肿，残余尿量约10mL，诉近日尿频、尿急稍有好转，尿不尽仍明显，伴睡眠欠佳，易发火，无腰酸、腹痛，为进一步治疗遂来我科。刻下：胃纳可，大便通畅，舌淡红，苔薄白，脉细弦。西医诊断：泌尿道感染；中医诊断：淋证（气阴两虚证）。治则：清心利水，益气养阴。方予以清心莲子饮加减。处方：石莲子15g，太子参25g，地骨皮15g，柴胡9g，茯苓15g，黄芪15g，炙甘草6g，麦冬12g，车前子（包煎）10g，山药12g，泽泻9g，炒黄柏10g，牡丹皮9g，焦栀子9g，合欢皮15g，淡豆豉9g。5剂，每日1剂，水煎服，早、晚各1次。

2024年4月2日二诊。诉尿频、尿急、尿不尽症状明显减轻，睡眠稍有好转。守上方去掉焦栀子、淡豆豉，加夏枯草10g。续服5剂，煎服法同上。

【按语】本案患者尿频、尿急、尿不尽半年余，遇劳易发，加重半月，近日出现睡眠欠佳，易发火，结合舌、脉，张老师认为该患者有气阴两虚，心火妄动，湿热下注之象，属于淋证之气阴两虚证，予以清心莲子饮加减清心利水，益气养阴。方中石莲子清心火，养脾阴，又秘精微；黄芪补中益气、升阳固表；太子参益气健脾、生津润肺。茯苓健脾利湿、宁心安神，地骨皮清肺降火、凉血除蒸，车前子清热利尿，可清泻肺肾之热邪，三药从调理肺、脾、肾三脏入手，增强通调水道、津液运化及水液代谢之功。柴胡疏散肝胆之郁热；麦冬养阴润肺、益胃生津、清心除烦；炙甘草补脾益气，调和诸药。加用山药益气养阴、补肺脾肾；泽泻利水渗湿、泄热化浊；黄柏清热燥湿，清下焦之热；牡丹皮清热凉血、活血化瘀；焦栀子、淡豆豉清热除烦；合欢皮解郁安神。诸药合用，在消除炎症的同时，又可补气养阴，滋阴清热。二诊时患者诉尿频、尿急、尿不尽症状减轻，睡眠稍有好转，上方有效，故守方治疗，因睡眠仍欠佳，故去掉焦栀子、淡豆豉，改用夏枯草清肝泻火，和阳养阴。

2. 尿道综合征

患者，女，72 岁。

2022 年 9 月 5 日初诊。主诉：尿频、尿急近 1 个月。患者 1 月前劳累后出现小便频急，无排尿疼痛，有小腹坠胀感，尿常规无明显异常，尿量多，尿不尽，色清，夜尿 4～5 次。舌淡红，苔薄白，脉细。西医诊断为尿道综合征。中医诊断：淋证（气阴两虚）。治拟益气养阴，利尿通利。方选生脉饮合五苓散加减。处方：茯苓 15g，泽泻 10g，白术 10g，桂枝 10g，猪苓 10g，党参 10，麦冬 10g，五味子 6g，桔梗 6g，乌药 5g，山药 10g，益智 10g。5 剂，水煎分服。

2022 年 9 月 19 日二诊。尿频、尿急好转，但时有反复，去桂枝，加肉桂（后下）3g、加天花粉 15g、瞿麦 10g。5 剂。

2022 年 9 月 26 日三诊。症状未见明显改善，改用六味地黄丸加减，处方：熟地黄 15g，山药 10g，山茱萸 10g，泽泻 15g，茯苓 15g，牡丹皮 10g，炒黄柏 10g，肉桂（后下）3g，桔梗 6g，炒车前子 10g，牛膝 10g，益智 10g。5 剂。

2022 年 10 月 3 日四诊。诉尿频、尿急消失，守方进 5 剂巩固疗效。

【按语】患者劳累后出现尿频、尿急，考虑为气阴两虚，下焦气化不行，水代谢失常所致，予生脉饮合五苓散、缩泉丸益气养阴，温阳化气，固涩缩尿。另加桔梗宣发肺气，取“提壶揭盖”之意。二诊时症状有所好转，但仍有反复，桂枝改为肉桂取“少火生气”之意，另加天花粉、瞿麦等养阴利尿之品。三诊患者未见明显好转，再思患者夜尿频数，可能与年老体衰、脾肾不足有关，遂改六味地黄丸补益脾肾，炒黄柏、肉桂取通关散之意、助膀胱气化，桔梗、牛膝一上一下，宣通气机，车前子利水，益智缩尿。标本兼治，终收良效。

3. 尿失禁

患者，女，53 岁。

2024 年 3 月 6 日初诊。因“尿失禁 10 余年”就诊，患者诉 10 余年前受凉刺激后出现小便失禁，咳嗽时明显，此后反复发生，多方治疗无明显好转，伴怕冷，无腰酸、腰痛。既往有子宫摘除病史。刻下：急行、咳嗽时有小便失禁现象，胃纳睡眠可，大便通畅，舌淡红，苔薄白，脉细缓。西医诊断：尿失禁；中医诊断：劳淋（脾肾虚弱证）。治拟温中化饮，通阳利水。方予茯苓甘草汤加减。处方：干姜 18g，炙甘草 9g，桂枝 12g，茯苓 25g，党参 12g，益智 12g，山药 25g，乌药 6g。5 剂，每日 1 剂，水煎服，早、晚各 1 次。

2024 年 3 月 26 日二诊。诉药后尿失禁好转，因挂不到号，曾在别处转上方 5 剂续服。近期思虑较多，眼花，守上方将干姜剂量改为 12g，并加柴胡 9g、黄芩 9g、生姜 9g、大枣 12g。续服 5 剂，煎服法同上。

2024 年 4 月 17 日三诊。诉近期尿失禁明显好转，有尿不尽感。刻下：胃纳睡眠可，舌淡红，苔薄白，舌中有裂纹，脉细缓。调整处方为：干姜 12g，炙甘草 6g，桂枝 12g，茯苓 25g，党参 15g，益智 12g，山药 25g，乌药 6g，柴胡 9g，黄芩 9g，麦冬 12g，五味子 6g，桔梗 6g，泽泻 9g。续服 10 剂，煎服法同上。

【按语】患者 10 余年前受凉后患病，此后尿失禁一直未愈，咳而遗溺，伴有怕冷症状，结合舌象及脉诊，张老师认为该患者以脾肾虚弱为主，兼夹寒邪，故辨为劳淋之脾肾虚弱证。治以茯苓甘草汤温中化饮，通阳利水，方中易生姜为干姜以加强温中散寒的作用。并加用党参补益脾肺之气，益智、山药、乌药温肾祛寒，缩尿止遗。二诊时患者诉药后尿失禁好转，近期思虑较多，眼花，守前方加柴胡、黄芩、生姜、大枣组成柴胡桂枝干姜汤，可和解散寒，生津敛阴，兼治少阳与水饮。三诊时患者诉尿失禁明显好转，有尿不尽感，舌象显示舌中有裂纹，提示患者存在阴虚情况，守前方去掉生姜、大枣，改为麦冬、五味子组成生脉饮益气养阴。加泽泻利水渗湿、泄热化浊；加桔梗为“提壶揭盖”治法，通过宣肺利水，以达到通利小便的目的。

4. 慢性肾功能不全、蛋白尿

患者，女，57 岁。

2023 年 12 月 26 日初诊。因“发现肌酐升高 20 余年”就诊，患者 20 多年前体检发现肌酐轻度升高，肌酐多在 80～100μmol/L 波动，平素长期间断服用中药治疗，病情控制可。近来自觉尿液中有泡沫，3 天前复查血生化提示：肌酐 82.4μmol/L，乳酸脱氢酶和肌酸激酶较正常升高，尿常规：尿蛋白（＋＋），无尿频、尿急、尿痛。既往有“甲状腺恶性肿瘤手术”史多年，长期服用优甲乐治疗。刻下：胃纳可，睡眠欠佳，大便通畅，舌淡红，苔薄白，中有裂纹，舌下瘀，脉细。西医诊断：慢性肾功能不全，中医诊断：慢性肾病（脾肾两虚夹瘀证）。治拟健脾益肾，化瘀解毒通络。方予以益肾健脾汤加减。处方：党参 12g，黄芪 30g，炒白术 9g，生地黄 12g，巴戟天 9g，杜仲 15g，牛膝 9g，石苇 15g，土茯苓 30g，六月雪 30g，制大黄 6g，川芎 9g，积雪草 30g，甘草 6g，莪术 6g，炒土鳖虫 6g，地龙 9g，牡蛎（先煎）30g，羌活 6g，丹参 12g，玉米须 30g。10 剂，每日 1 剂，水煎服，早、晚各 1 次。

2024 年 1 月 9 日二诊。1 月 8 日复查尿常规提示尿蛋白（＋），诉有早醒，凌晨 3 点醒后难以再入睡。守上方去掉炒白术，加上麦冬 12g、五味子 9g。续服 10 剂，煎服法同上。

2024 年 1 月 24 日三诊。诉症状基本同前。守前方续服 10 剂。

2024 年 2 月 6 日四诊。诉症状基本同前。守前方续服 10 剂。

2024 年 2 月 20 日五诊。2 月 19 日复查尿常规尿蛋白（－），睡眠较前好转。守前方续服 10 剂。

2024 年 3 月 5 日六诊。3 月 4 日复查：肌酐 83.1μmol/L，尿常规：尿蛋白阴性，尿隐血弱阳性。守前方去五味子、丹参。

【按语】本案患者肌酐升高 20 余年，近期尿检提示尿蛋白（＋＋），舌淡红，苔薄白，舌中有裂纹，舌下瘀，脉细，张老师认为患者患肾病日久，脾肾两虚，浊毒瘀阻，辨为慢性肾病之脾肾两虚夹瘀证。治疗上予益肾健脾汤加减健脾益肾，化瘀解毒通络。久病必瘀，故加用川芎、莪术、炒土鳖虫、地龙、丹参活血化瘀；加上石苇、土茯苓、六月雪、积雪草清热利湿，解毒消肿；制大黄逐瘀通经，利湿解毒；玉米须利水消肿。诸药合用，攻补兼施。二诊时，患者尿蛋白好转，说明上方有效，守前方，结合患者舌象，阴亏迹象明显，去掉炒白术，加上麦冬、五味子，与党参组成生脉饮益气养阴。之后守方续服 30 剂，至五诊、六诊时患者尿蛋白已转阴，肌酐稳定。

5. 水肿

患者，女，60 岁。

2021 年 4 月 12 日初诊。主诉：双下肢水肿 1 月余。现病史：患者诉 1 个月前无明显诱因出现双下肢水肿，下午至夜间较甚，胃纳可，夜寐尚安，二便可。辅助检查未见明显异常。舌淡紫胖大，苔白腻，脉沉细。有糖尿病、高血压病史 10 余年。中医诊断：水肿（脾虚湿泛）。治拟健脾渗湿，利水消肿。方选五苓散加五皮饮加减。处方：茯苓 15g，泽泻 10g，猪苓 10g，桂枝 10g，生白术 10g，茯苓皮 25g，生姜皮 6g，桑白皮 10g，大腹皮 15g，陈皮 6g。5 剂，水煎服，日 1 剂，分两次服用。

2021 年 4 月 19 日二诊。患者双下肢水肿较前好转，小便频多，张老师守方加黄芪 18g、蚕沙（包煎）10g、木瓜 10g、薏苡仁 15g。续服 5 剂。

2021 年 04 月 26 日三诊。服用上方后尿频缓解，下肢水肿消失。复查小便常规及肾功能未见明显异常。予八味肾气丸 5 剂善后。

【按语】水肿是指体内水湿滞留，泛溢肌肤，引起头面及四肢甚至全身水肿，水肿的发生常与肾、脾、肺等脏腑密切相关。该患者病位主要在脾肾，由于劳倦内伤引起的脾失健运，肾失开阖，津液代谢失常，水湿泛溢肌肤而成水肿。对于该患者，张老师选用五苓散合五皮饮加减，五苓散中泽泻为君，以其甘淡，直达膀胱与肾，利水渗湿，臣以茯苓，猪苓增强其利水渗湿之力，白术、茯苓相须为用，运化水湿，且生白术较炒白术偏燥湿利水，桂枝温阳化气，通利水道；五皮饮中茯苓皮甘淡以实脾利水，生姜皮宣发散水，大腹皮下气宽中，陈皮理气调中，桑白皮泻肺降气以清水源，令水自下趋。服药后患者夜尿增多，为水湿从小便而出，而令尿频。

故张老师二诊时加黄芪、蚕沙、木瓜、薏苡仁，增强益气升阳、利水通淋之效，待水肿渐消，水湿殆尽，尿频自可缓解。三诊上症未见反复，药中肯綮，予八味肾气丸健脾补肾巩固疗效。

（周鸯鸯整理）

第六节　脑系病证

1. 重症肌无力（眼肌型）

患者，女，64 岁。

2016 年 3 月 21 日初诊。主诉：左眼睑下垂 3 个月余。患者诉近 3 个月以来感左眼睑无力下垂，睁眼困难，有加重趋势。2 年前有类似病史，在上海某医院诊断为“肌无力（眼型）”，用激素治愈。刻诊：左眼睑松弛下垂无力，睁眼困难，无红肿，伴有咽痛，恶风，平素多汗、动辄汗出。舌淡红，苔微黄厚腻，脉沉细。中医辨证为脾虚湿重，兼夹外感。急则治标，先予人参败毒散加减。处方：党参 10g，川芎 5g，茯苓 10g，羌活 5g，独活 5g，柴胡 10g，前胡 10g，枳壳 10g，桔梗 5g，炙甘草 6g，牛蒡子 10g。5 剂，水煎，分两次服。

2016 年 3 月 28 日二诊。咽痛、恶风消失，左眼睑乏力下垂未加重，舌偏红，苔转薄白，脉沉细。处方：党参 15g，黄芪 45g，当归 10g，白术 15g，升麻 5g，柴胡 5g，陈皮 10g，生地黄 15g，麦冬 10g，炙甘草 9g，桔梗 5g，补骨脂 5g。7 剂。

2016 年 04 月 11 日三诊。左眼睑下垂较前好转，仍多汗，咽喉不适，苔薄白，寸脉细。原方加天冬 10g、煅龙骨 30g、煅牡蛎 30g、牛蒡子 10g。7 剂。

2016 年 04 月 18 日四诊。左眼睑稍用力能上提，夜间盗汗。上方加五味子 5g、僵蚕 10g、地骨皮 10g。7 剂。

2016 年 04 月 25 日五诊。左眼睑下垂不明显，睁眼正常，出汗减少，舌苔薄白，脉细。上方加茯苓 10g，续进 7 剂。

【按语】中医对眼肌型的重症肌无力，没有相应的病名，但根据其临床表现，似可归属“痿证”“睑废”的范畴，多因病毒感染、精神刺激诱发。以脾胃虚损，清阳不升，中气下陷为核心病机，久则累及心、肺、肝、肾，以大剂甘温之品补脾益气为基本治法，近期疗效显著。本案既往有类似病史，病初有咽痛、恶风，因此考虑也因外感诱发，所以初诊用人参败毒散加牛蒡子益气解表、利咽喉，二诊表解则治本，肌无力伴动辄出汗，考虑气阴两虚、中气下陷，用补中益气汤重用黄芪、加桔梗升清举陷，生地黄、麦冬滋阴补肾，补骨脂阳中求阴。三诊眼肌无力好转，但仍有多汗，寸脉细，考虑肺阴不足，加天冬养肺阴，煅龙牡敛汗，牛蒡子可治咽喉不利。四诊肌无力续好，夜间盗汗加地骨皮、五味子养阴清热，因病久加僵蚕祛风通络。五诊眼肌力量基本恢复，出汗减少，加茯苓益气健脾，巩固疗效。事后想来，加山药健脾补肾可能更对证。

2. 前庭周围性眩晕

患者，男，73岁。

2022年9月19日初诊。主诉：反复头晕5年余，复发2天。患者诉5年以来反复出现头晕，伴有视物旋转，西药治疗后能缓解。头颅MRI未见明显异常。住院诊断为周围性眩晕。刻诊：仍有头晕，伴恶心感，颈项板滞。既往有高血压、糖尿病病史。舌淡红，苔稍白腻，脉沉细。中医诊断：眩晕（痰饮内停，太阳经气不利）。治拟通阳解肌，化痰活络。方选桂枝加葛根汤加减。处方：葛根15g，桂枝10g，赤芍10g，生姜9g，大枣12g，甘草6g，泽泻18g，白术9g，川芎9g，石菖蒲6g，吴茱萸6g。5剂，水煎，日1剂，早晚分服。

2022年9月26日二诊，头晕稍好转，加钩藤（后下）10g、天麻9g、石决明（先煎）20g。5剂。

2022年10月3日三诊。头晕明显好转，原方续服半个月。

【按语】本案患者头晕、颈项板滞，为太阳经受邪、气血运行不畅之征，故予桂枝加葛根汤通阳解肌、通经活络，头晕日久，改白芍为赤芍，在补血基础上兼有活血之效。因伴恶心，再结合舌脉，提示内有支饮，上犯于脑，引起冒眩，故合用泽泻汤利湿化饮，再加川芎行气活血，吴茱萸降逆止呕、石菖蒲化痰开窍。诸药合用，共奏通阳解肌，化痰活络之功。

二诊头晕好转，原有高血压病史，加天麻、钩藤、石决明等平肝潜阳之品，加强疗效。三诊方已见效，守方巩固。

3. 眩晕综合征

患者，女，32 岁。

2023 年 4 月 25 日初诊。主诉：反复头晕半月余。患者诉半个多月以来感觉头晕，如坐车船，偶有恶心，无呕吐。既往有“腰椎间盘突出症”病史，偶有腰痛。刻诊：胃纳一般，二便通畅，舌淡胖，边有齿痕，苔薄白，舌下静脉曲张，脉弦滑。西医诊断：眩晕综合征。中医诊断：眩晕（痰浊内蕴）。治拟化痰祛湿，健脾和胃。方选半夏白术天麻汤合泽泻汤加减。处方：制半夏 9g，生白术 9g，天麻 6g，茯苓 15g，升麻 6g，苍术 6g，荷叶 6g，川芎 9g，葛根 15g，泽泻 18g，怀牛膝 12g，杜仲 15g。5 剂，水煎分两服。

2023 年 5 月 9 日二诊。诉服药后头晕缓解，时有大便不成形。刻下：胃纳可，舌淡胖，边有齿痕，苔薄白，脉沉细。守上方易生白术为炒白术，续服 5 剂。

【按语】患者头晕、恶心，结合舌淡胖、边有齿痕，脉弦滑，张老师辨为脾失健运，痰湿中阻之眩晕，予半夏白术天麻汤化痰祛湿，健脾和胃，息风止眩。升麻、荷叶、苍术组合为清震汤，能燥湿健脾、升举脾胃清阳之气；舌下瘀，加川芎行气活血，化瘀通络；泽泻与白术，2∶1 相配为泽泻汤，能化上泛之痰浊。牛膝、杜仲补肝肾，强筋骨，除腰痛。二诊头晕缓解，但大便不成形，舌淡胖、边有齿痕，生白术改为炒白术以加强健脾补气，燥湿利水之功。

4. 躯体化障碍

患者，女，36 岁。

2024 年 4 月 28 日初诊。主诉：心烦 1 周。患者诉近 1 周来因工作压力大感觉心烦，睡眠欠佳，心情低落，胸闷、心悸，下肢乏力，大便溏稀，一天 2～3 次，晨起恶心、头晕。平时遇冷易腹泻。1 个月前曾检查出血钾偏低。查体：舌淡红，边有齿痕，苔薄白，脉细弦。西医诊断：躯体化障碍。中医诊断：郁证（肝郁气滞）。治拟疏肝解郁，宁心安神。方选柴胡加桂枝龙骨牡蛎汤合甘麦大枣汤化裁。处方：柴胡 12g，龙骨（先煎）15g，牡蛎（先煎）15g，黄芩 9g，党参 15g，生姜 12g，大枣 15g，桂枝 15g，茯苓 15g，淮小麦 30g，半夏 12g，炙甘草 9g。5 剂，水煎，早晚分服。

2024 年 5 月 5 日二诊。患者诉心烦大减，食欲增，睡眠较前明显好转。守上方，牡蛎增至 30g，炙甘草减为 6g，继续服药 5 剂。

2024 年 5 月 12 日三诊。诉诸症消失，守方再进 5 剂。

【按语】柴胡加龙骨牡蛎汤出自《伤寒论》第 107 条："伤寒八九日，下之，胸满烦惊，小便不利，谵语，一身尽重，不可转侧者，柴胡加龙骨牡蛎汤主之。"张主任认为柴胡加龙骨牡蛎汤的方证是：胸胁苦满或胸闷，口苦，易惊，心悸，夜梦多，易醒，神疲乏力，腹胀，大便不畅或便秘，脉弦细或沉细。本案患者症见胸闷、心悸，眠差，易惊醒（烦惊），入睡困难，下肢乏力，活动后心悸。符合柴胡加龙骨牡蛎汤的方证，故本案患者方证辨证为柴胡加龙骨牡蛎汤证。患者大便溏泄，故去大黄。铅丹有毒故去之，如烦躁、惊悸明显，张老师常用磁石、琥珀代之。《金匮要略·妇人杂病脉证并治》说："妇人脏躁，喜悲伤欲哭，象如神灵所作，数欠伸，甘麦大枣汤主之。"清代尤怡的《金匮要略心典》谓甘麦大枣汤"小麦为肝之谷，而善养心气；甘草、大枣甘润生阴，所以滋脏气而止其躁也"。本案患者的一个典型症状是心烦、情绪低落，符合甘麦大枣汤的方证，故用甘麦大枣汤以养心安神，缓急止躁。

5. 焦虑状态

患者，女，41 岁。

2024 年 4 月 9 日初诊。主诉：睡眠欠佳 3 周。患者诉近 3 周来早醒，夜间常被尿憋醒，伴有头晕，易疲劳，气短，烦躁易怒，喜叹气，时有胸闷腹胀、嗳气，胃纳一般。经前乳胀，月经量减少、有血块、色红。既往有乳腺结节、甲状腺功能减退症病史。舌淡红，苔薄白，脉细弦。西医诊断：焦虑状态。因不想服用西药而就治中医。中医诊断：郁证（肝郁血虚）。治拟疏肝解郁，养血安神。方选逍遥散加减。处方：柴胡 12g，炒白芍 10g，当归 10g，炒白术 10g，茯神 15g，蜜甘草 6g，生姜 6g，薄荷（后下）3g，枳壳 12g，茯苓 15g，泽泻 9g，牡丹皮 9g。5 剂。水煎，早晚分服。

2024 年 4 月 16 日二诊。服药后早醒改善，醒后能复睡，心烦好转，胸闷腹胀减轻，嗳气消失。末次月经 4 月 14 日，今为月经第 3 天。前方去茯苓、泽泻、牡丹皮，加党参 12g、代代花 6g、梅花 6g、首乌藤 15g、合欢皮 15g。5 剂。

2024 年 4 月 23 日三诊。月经已净。现感乏力，有耳闷感。调整处方为益气聪明汤：党参 12g，黄芪 18g，黄柏 6g，升麻 6g，炒白芍 9g，葛根 15g，蔓荆子 6g，蜜甘草 6g，石菖蒲 6g，柴胡 9g，川芎 6g，远志 6g。7 剂。

2024 年 4 月 30 日四诊。诸症明显改善，守上方续进巩固治疗。

【按语】中年女性，早醒伴有心烦易怒、喜叹气、经前乳胀、脉弦，属于肝气郁结、疏泄不利之征；头晕、气短、易疲劳、脉细为气血亏虚表现；胸闷、腹胀、嗳气为肝胃不和、胃失和降之象。肝失疏泄，郁而化火伤阴耗血，内扰心神而致不寐。且肝木为病易传脾犯胃，脾胃虚弱，气血生化乏源，加重血虚之象。张老师从疾病根本着手，运用逍遥散调和肝脾，疏肝解郁，养血健脾，另加枳壳增强行气宽中之功，泽泻、牡丹皮泄热除烦以安神。服药后患者早醒及肝郁之征较前明显好转。在二诊中去掉泽泻、牡丹皮，加代代花、梅花疏肝理气和胃之品。合欢皮、首乌藤两者合用，是张老师治疗失眠的经典药对，合欢皮偏于疏肝解郁而除烦安神，首乌藤偏于养肝血而宁心安神，常用于情绪紧张伴有阴血不足的不寐。之后复诊时患者诉月经期乏力，有耳闷感，予益气聪明汤，意在令患者元气自益，身轻体健，聪耳明目，加石菖蒲、远志益智安神；石菖蒲、柴胡、川芎三者相合具有调气通窍的作用。

6. 抑郁焦虑状态

患者，女，28 岁。

2024 年 5 月 28 日初诊。主诉：腹部饱胀感 5 年。患者近 5 年来常因情绪不佳导致腹部饱胀感，食入即胀，胃纳尚可，睡眠欠佳，以入睡困难为主，情绪低落，遇事易发火，神疲乏力，大便干结。查体：舌淡红，苔薄白，舌下脉络瘀阻，脉细弦。因拒绝服用西药，由本院精神科介绍来诊。西医诊断：抑郁焦虑状态。中医诊断：郁证（肝郁化火）。治拟疏肝解郁，泻火消痞。方选越鞠丸和半夏厚朴汤化裁。处方：香附 12g，苍术 9g，六神曲 10g，焦栀子 9g，川芎 6g，半夏 15g，厚朴 9g，茯苓 15g，生姜 9g，紫苏梗 9g，枳实 9g，甘草 6g。5 剂，每日 1 剂，水煎，早晚分服。

2024 年 6 月 4 日二诊。患者药后诉腹部饱胀感明显减少，大便较前通畅，夜寐转安，入睡快。守上方，加荆芥 6g，合欢皮 15g。5 剂。

2024 年 6 月 11 日三诊。腹部饱胀感基本消失，睡眠好转，情绪较前明显好转。守上方加远志 6g，再进 5 剂。

【按语】越鞠丸出自《丹溪心法・卷三》，为理气剂，具有解诸郁之功效。主治气、血、痰、火、湿、食六郁，症见胸膈痞闷，脘腹胀痛，嗳腐、吞酸，恶心、呕吐，饮食不消，舌苔腻，脉弦等。本案患者症见情绪低落、腹满、食入即胀，乏力，便干、眠浅难入睡。符合越鞠丸方证。患者由沪来本地小住放松，其母亲带其来诊。病情日久，情绪低落、易怒，由肝郁气滞，肝郁化火，导致脾胃升降失常，运化失司，聚湿生痰，或食滞不化，故湿、痰、食三郁责在肝脾（胃）。舌下瘀主血瘀。病虽言六郁，但皆由气郁所致，治当以行气解郁为主，故以香附为主药，辅之以焦山栀清心泻火，川芎行气活血，苍术燥湿行脾，六神曲消食导滞，使气行则血畅火清，气畅则湿化食消痰除，再合半夏厚朴汤行气化痰消胀，故一诊即见良效。二诊加荆芥，又名猫薄荷，取其辛能发散，动物实验显示能让猫产生愉悦感，故用其辅助解郁；加合欢皮解郁安神。三诊腹胀消失，心情愉悦，回沪继续休养。

7. 奔豚气

患者，女，62 岁。

2022 年 10 月 3 日初诊。主诉：头晕、乏力 1 月余，伴心悸，寐差，少腹有气上冲心下，紧张时肢体震颤、心悸，左侧头面部麻木。舌淡红，苔薄白，脉弦细。中医诊断：奔豚气（肝郁血虚，化热上冲气。治拟养血平肝、和胃降逆，方选奔豚汤加减。处方：葛根 15g，黄芩 10g，姜半夏 10g，当归 10g，川芎 5g，白芍 10g，太子参 15g，麦冬 10g，龙骨（先煎）15g，牡蛎（先煎）20g，五味子 6g，蜜甘草 6g，天麻 6g，钩藤（后下）10g。5 剂，水煎，早晚分服。

2022 年 10 月 10 日二诊。患者诉服药后头晕，气从少腹上冲心下的感觉明显减轻。逆气稍平，郁结未解，调整处方：葛根 15g，黄芩 10g，姜半夏 10g，当归 10g，川芎 5g，白芍 10g，焦栀子 10g，苍术 5g，香附 10g，六神曲 10g。5 剂。

2022 年 10 月 17 日三诊。诸症缓减，原方续服 5 剂。

【按语】本案患者自诉少腹有气上冲心下，为肝郁血虚、化热上冲之奔豚气，纳差为肝气犯胃，故用奔豚汤养血平肝，和胃降逆；伴有头晕、乏力、心悸，考虑兼有气阴两虚，心神失养，加生脉饮补气益阴，养心安神；“诸风掉弦，皆属于肝”，故见肢体震颤、面部麻木，加龙骨、牡蛎能重镇潜纳、平肝息风，天麻、钩藤平肝潜阳，且降肝气上逆。二诊患者气上冲症状好转，情绪仍较焦虑，上亢之阳热稍平，但气血痰火郁结未解，在奔豚汤的基础上加越鞠丸养肝平冲，清解郁热，调畅气机。三诊诸证皆减，续与原方巩固。

8. 脏躁

患者，女，43 岁。

2020 年 11 月 2 日初诊。主诉：反复心悸 1 年余。患者诉近 1 年来时有心悸，头发早白，面色无华，悲忧易哭，夜寐一般，舌淡红，苔薄白，脉弦细。中医诊断：脏躁（气血两虚，肝郁不舒，心神失养）。治拟益气养血，疏肝解郁，养心安神。方选炙甘草汤合甘麦大枣汤加减。处方：炙甘草 12g，党参 10g，桂枝 10g，干姜 6g，麦冬 10g，生地黄 25g，阿胶珠 6g，大枣 12g，火麻仁 5g，淮小麦 30g，远志 5g，玫瑰花 6g。5 剂，水煎，早晚分服。

【按语】患者为中年女性，心悸、面色无华、悲忧善哭，考虑为心血不足、心神失养的脏躁证。因工作原因，劳心过度，太过伤脾，气血生化之源不足，长此以往，出现心血不足，心神失养，表现为心悸。予炙甘草汤气血双补，滋阴和阳。方中重用生地黄滋阴养血，炙甘草、党参、大枣益心气，阿胶珠、麦冬、麻仁滋心阴，养心血，充血脉，桂枝、干姜温通血脉。加淮小麦合大枣、炙甘草为甘麦大枣汤，乃《金匮要略》治疗脏躁证专方，具有益气健脾、养心安神的作用，再加远志宁心开窍，玫瑰花疏肝解郁。诸药合用心肝脾同治，共奏补气养血，疏肝解郁，养心安神之功。

（唐蕾整理）

第七节　气血津液病证

1. 多汗症

(1) 案例一

患者，男，46岁。

2022年10月17日初诊。主诉：反复夜间盗汗3年。患者近3年来无明显诱因开始出现夜间盗汗湿衣，质黏味臭，伴潮热，时有咳嗽，咳痰少，口干不欲饮，胃纳一般，夜寐欠佳，入睡困难，早醒，口干。舌红，苔中根黄厚腻，脉弦滑。胸部CT：肺多发结节，两肺散在肺大疱。中医辨证：盗汗（湿热中阻）。治拟清热利湿。处方：三仁汤加减。苦杏仁9g，薏苡仁20g，白豆蔻（后下）6g，通草3g，滑石（包煎）10g，淡竹叶10g，姜厚朴9g，甘草6g，姜半夏12g，鱼腥草30g，羊乳30g。5剂，水煎，日1剂，早晚分服。

2022年10月24日二诊。仍夜间盗汗，诉寐差，夜间易惊醒。舌脉同上。柴胡10g，黄芩10g，陈皮10g，姜半夏15g，茯苓15g，甘草6g，竹茹10g，枳壳10g，远志5g，石菖蒲5g，生姜12g，大枣12g。5剂。

2022年10月31日三诊。诉诸证好转，续配5剂。

【按语】患者夜间汗出异常，属于中医“盗汗”范畴。此案患者汗质黏、汗味臭，伴潮热，结合舌红、苔中根黄厚腻以及脉弦滑，为湿聚过多、过久则郁而化热，酿湿生热；夜间卫气行于内，蒸腾体内的湿气，最终化汗而出，形成盗汗。故临证之时谨守病机，虽众所周知三焦不利汗难出，然若为湿热所蒸迫，亦不妨“通则通之”，取微汗为治，故方选三仁汤宣上、畅中、渗下，以达清热利湿之效；另因咳嗽、咳痰，遂加鱼腥草清肺化痰，羊乳润肺祛痰。二诊患者诉未见明显改善，汗出仍黏，舌苔仍黄厚腻，湿热仍在，但三仁汤未能得效，张老师考虑湿聚成痰，宜祛湿、化痰、清热三管齐下。且患者夜间易惊醒，恐心虚胆怯，痰热内扰，少阳郁火。如《三因极一病证方论·卷十》之温胆汤“治心胆虚怯，触事易惊，或梦寐不祥，或异象惑，遂致心惊胆慑，气郁生涎，涎与气搏，变生诸证，或短气悸乏，或复自汗，四肢浮肿，饮食无味，心虚烦闷，坐卧不安”。故改柴芩温胆汤以疏肝解郁，化痰清热，加远志、石菖蒲化痰开窍安神。三诊湿热痰浊祛除，则气机升降畅通，汗止寐安。

（2）案例二

患者，女，56 岁。

2021 年 4 月 12 日初诊。主诉：夜间盗汗 1 月余。患者 1 个多月前开始出现夜间盗汗，汗出以颈部为重，质稀，伴听力下降，视力减退，胃纳一般，夜寐差，二便尚调。刻下：四肢不温，乏力。舌淡红苔薄白，脉沉细。中医辨证：盗汗（阴阳两虚）。治拟调补阴阳。处方：二仙汤加减。仙茅 5g，淫羊藿 10g，巴戟天 10g，生地黄 15g，当归 10g，黄柏 10g，知母 10g，地骨皮 15g，浮小麦 30g，煅牡蛎（先煎）30g，乌梅 10g，炙甘草 6g。5 剂，水煎，日 1 剂，早晚分服。

2021 年 4 月 19 日二诊。患者盗汗较前好转，夜间口干明显，伴大便干结，乏力较甚。张老师改方为当归六黄汤加减：当归 10g，生地黄 15g，熟地黄 10g，黄芩 10g，黄连 3g，黄柏 10g，黄芪 15g，麦冬 10g，五味子 5g，山茱萸 15g，浮小麦 30g，煅牡蛎（先煎）30g，炙甘草 6g。5 剂。

2021 年 4 月 26 日三诊。患者诸症减轻，盗汗明显缓解，后守方服用半月。

【按语】《医宗金鉴·删补名医方论》云：“寤而汗出曰自汗，寐而汗出曰盗汗”。患者已过七七，天癸已竭，冲任亏虚，阴阳亏于下。肾阴亏虚不能上济心火，则心火独亢，致虚火伏藏于阴分，寐则卫气行阴，助长阴分伏火，两阳相加，迫使阴液失守而盗汗；肾阳亏虚则四肢不温；肾阴亏虚，阳不潜阴，故见寐差；肾精亏虚，则乏力、听力下降。治予二仙汤加减治以温肾阳，补肾精，泻肾火，调冲任。加地骨皮清虚热；浮小麦、煅牡蛎、乌梅固表止汗。二诊时患者汗出减少，但口干伴大便干结，考虑为阴虚阳亢，蒸灼津液，致津枯肠燥，治宜滋阴泻火、清热化湿、固表止汗，方选当归六黄汤加味，方中当归、生地黄、熟地黄滋阴，令阴液得其养也；黄芩、黄连、黄柏清热利湿，令三焦之火得其平也；加黄芪强已虚之表、固未定之阴，益气以固表，加麦冬、五味子，取生脉散之意，收补并重，加浮小麦、山茱萸、煅牡蛎加强收摄作用，诸药配伍，共奏滋阴泻火、清热化湿、固表止汗之功。

（3）案例三

患者，男，64 岁。

2024 年 4 月 16 日初诊。主诉：夜间盗汗伴阵冷阵热半月余。患者半个多月前受寒后开始出现夜间盗汗，汗出以上半身为主，汗出湿衣，伴阵冷阵热（体温正常），乏力，流清涕，口干口苦。胃纳差，夜寐一般，大便不成形。舌淡红，苔薄黄，有裂痕，脉略数滑。中医辨证：盗汗（上热下寒，营卫不和）。治拟疏利少阳，调和营卫。处方：柴胡桂枝干姜汤加减。柴胡 12g，桂枝 12g，干姜 6g，天花粉 12g，蜜甘草 6g，煅牡蛎（先煎）30g，黄芩 9g，炒白芍 12g，生姜 9g，大枣 12g，龙骨（先煎）15g，辛夷（包煎）6g。5 剂，水煎服，日 1 剂，早晚分服。

2024 年 4 月 23 日二诊。服药后出汗止，无寒热往来，胃脘隐痛不适，解稀便，次数多。因患者出汗已愈，感胃脘隐痛不适，予半夏泻心汤加减：半夏 15g，黄连 6g，黄芩 9g，干姜 3g，蜜甘草 9g，大枣 12g，党参 15g，木香 6g，砂仁（后下）3g，炒白术 9g，山药 12g。5 剂。后复诊胃脘不适明显好转。

【按语】此案患者外感后，表邪内陷少阳，因而为病。阵冷阵热与往来寒热相夹杂，口苦为少阳主证。少阳气郁，阳气不能宣达，津液难以四布，故夜间盗汗、以上半身为主；邪陷少阳，气郁不舒，胆火上炎而灼津，故口渴。少阳枢机不利，气机阻滞，内伤脾气，太阴虚寒，故见大便溏泻。故以柴胡桂枝干姜汤清少阳之热，兼温太阴之寒；桂枝汤调和营卫；加龙骨收敛固涩止汗；辛夷通鼻窍。药后患者出汗止，寒热往来愈。然出现胃脘隐痛、便溏，属脾胃升降失常，改半夏泻心汤寒热平调、消痞散结；加山药补脾养胃；木香、砂仁、炒白术合党参取香砂六君汤之义，以扶脾治本，理气止痛，和胃散寒。全方共奏和其阴阳、调其升降，补泻兼施，标本兼顾之功效。

2. 无汗症

患者，女，47 岁。

2020 年 8 月 12 日初诊。因“身热不出汗 10 余年”就诊。患者 10 余年来身热无汗，运动后全身烘热、面部灼热潮红，但仍无汗出。舌淡红，苔薄白，脉沉细。中医诊断：无汗（肺气闭郁，宣发失司）。治拟宣肺开郁。方选麻黄汤合败毒散加减。处方：麻黄 3g，桂枝 9g，苦杏仁 9g，蜜甘草 6g，羌活 6g，独活 6g，柴胡 9g，枳壳 6g，桔梗 6，川芎 3g，生姜 12g，大枣 12g。3 剂。

2020 年 8 月 18 日二诊。服药后自觉额部有潮湿感，舌淡红，苔薄白，脉沉细。原方续进 3 剂。

2020 年 8 月 25 日三诊。药后自觉症状较前好转，室外阳光下行走皮肤少量汗出，身体无烘热感，舌脉同前。再予 3 剂巩固疗效。

【按语】无汗症是指皮肤表面少汗或完全无汗，可由汗腺功能障碍，或神经系统损害，以及其他疾患引起。本病病因尚不明确，可能与环境因素、遗传因素、饮食因素有一定的相关性，属于临床少见病。中医认为汗为心之液，由津液所化生，《黄帝内经》有“阳加于阴谓之汗”的说法。中医典籍中有关于当出汗时而不出汗的描述。如《伤寒论》中的太阳表实证，由于外寒束表，出现头痛发热，恶风，无汗而喘，麻黄汤主之。有盛夏当出汗而无汗者，如《赤水玄珠·汗门》曰“盛夏浴食无汗为表实”。又有阴血耗伤无汗者，如《灵枢·营卫生会》所谓“夺血者无汗。”亦有阳虚无汗者，如《伤寒明理论·无汗》：“诸阳为津液之主，阳虚则津液虚少，故无汗。”因此无汗的病因大多责之于邪闭、表实、精血不足、阳气亏虚等。本案患者 10 多年来活动后身热不出汗，为肺失宣发、主皮毛功能下降，脉沉主气郁、脉细主营虚，综合考虑是由于营卫之气运行不相和谐，导致肺气闭郁，腠理开合失司所致。故用小剂麻黄汤开闭宣肺，并取麻黄“火郁发之”之功；合败毒散发汗解表，调节腠理开合，方中羌活、独活、生姜辛温发散，川芎行气活血，柴胡辛散解肌，枳壳降气，桔梗开肺，前胡散风清热，茯苓健脾，大枣、炙甘草益气和中，调和诸药。药轻方简，取“轻可去实”之意。药进 9 剂，10 余年的痼疾终愈。

3. 2 型糖尿病

(1) 案例一

患者，女，52 岁，

2024 年 4 月 8 日初诊。主诉：发现血糖升高半年余。患者半年前体检发现血糖升高，最高空腹血糖 9mmol/L，结合其他生化检查，西医诊断为

2 型糖尿病，患者拒服降糖药物，多次复查空腹血糖波动在 9～10mmol/L，遂来求诊中医。刻下症见：口干、多饮、多食，易饥，小便清长量多，大便正常。舌偏红，苔薄白，脉细弦。中医诊断：消渴病（胃热内盛，气津两伤）。治拟清胃热，益气阴。予竹叶石膏汤化裁。处方：淡竹叶 10g，石膏（先煎）30g，半夏 12g，麦冬 15g，太子参 30g，天花粉 15g，地骨皮 30g，山药 12g，甘草 3g，巴戟天 9g，黄柏 9g，黄连 9g，干姜 6g。10 剂，日 1 剂，水煎，早晚分服。

2024 年 4 月 22 日二诊。诉口干多饮明显好转，喉间有痰，胸脘痞闷，舌淡红，苔薄白，脉细弦。予小陷胸汤化裁。处方：黄连 12g，瓜蒌皮 15g，半夏 12g，丹参 12g，降香 9g，天花粉 25g，地骨皮 30g，干姜 3g，炒苍术 9g，葛根 15g。10 剂。

2024 年 5 月 6 日三诊。测空腹血糖降至 7.1mmol/L，其间未服用任何降糖西药，口干多饮症状明显减轻，舌淡红，苔薄白，脉细弦。转用自拟降糖方。处方：黄芪 30g，苍术 9g，玄参 12g，山药 15g，麦冬 12g，天花粉 15g，地骨皮 15g，丹参 12g，葛根 15g，黄连 9g，干姜 3g。10 剂。

【按语】本案患者口干、多饮、多食易饥，测血糖升高，属于中医学“消渴病”“脾瘅”等范畴。结合本案脉证所见，证属胃热灼津，气阴两伤。《类聚方广义》指出竹叶石膏汤“治消渴食饮不止，口舌干燥”。张老师临证，消渴症见气阴两虚者，亦常用竹叶石膏汤清热生津、益气和胃，证机相合，用之即效。同时张老师借鉴张锡纯之经验，以山药代粳米健脾益肺，兼固摄下焦元气；配天花粉润燥生津，增强益气养阴生津之效。仿仝小林教授降糖经验用药，加黄连 9g 清热燥湿，泻火解毒；加干姜制约黄连苦寒伤胃，二药合用，共奏辛开苦降、寒热并调之功，为降血糖之经验药对。加地骨皮养阴清热，降糖；巴戟天温肾阳、补肾精，配黄柏泻肾火，配地骨皮肺肾同治，有补有降，令阴阳调和，寒温得宜。药后患者口干多饮得减，胸脘痞闷、喉间有痰，恐痰热结胸，改小陷胸汤清热化痰、宽胸散结。黄连加量至 12g，既可清热泻火解毒，又可苦味制糖，配干姜去其苦寒之性，存其降糖之用。加丹参有活血凉血之效，降香更有降气活血之能，二药合用化瘀力胜。丹参配葛根活血化瘀以治标，祛瘀生新和益气养阴相辅相成，标本同治，收到了气阴双补、活血化瘀之功；地骨皮清肺降火，天花粉生津，苍术健脾燥湿，三药亦有降糖之效。服药 4 周后，患者血糖下降明显，且无任何西药辅助，为中药降糖有效之医案。后转为自拟降糖方持续降糖治疗。方中苍术配玄参降血糖系施今墨先生之经验，施先生云："用苍术治糖尿病是取其敛脾精的作用，苍术虽燥，但伍元参之润，可展其长而制其短。"黄芪、山药伍用，亦系施今墨先生之经验，用于降低尿糖，意即取黄芪的补中益气、升提清阳作用，与山药的益气阴、固肾精的功用相合，谓之相互为用，益气生津，健脾补肾，涩精止遗，使尿糖转阴。黄连、干姜系仝小林教授降血糖之经验药对。丹参配葛根活血化瘀以治标，祛瘀生新。天花粉养阴生津，地骨皮养阴清热，两药合用，辅助降糖。全方为多个降糖小方、药对组成，降糖药专力效。

（2）案例二

患者，女，51 岁。

2024 年 4 月 9 日初诊。主诉：体检发现血糖升高 1 个月。患者 1 个月前体检发现空腹血糖为 12mmol/L，拒服降糖药物，控制饮食后空腹血糖下降至 10.85mmol/L。遂来求诊中医。刻下症见：形体丰腴，口渴欲饮，大便正常。舌淡红，苔薄白，脉沉细。中医辨证：消渴（肺肾阴虚）。治拟滋肾养肺，清热生津。方用麦味地黄丸加味，处方：生地黄 25g，山药 15g，山茱萸 9g，牡丹皮 9g，泽泻 12g，茯苓 15g，麦冬 12g，五味子 6g，天花粉 30g，地骨皮 30g，葛根 15g，荷叶 6g。5 剂。日 1 剂，水煎，分两服。

2024 年 4 月 16 日二诊。服上方后，昨日复查空腹血糖：8.11mmol/L，糖化血红蛋白 10.0%，大便偏稀，守上方加黄芪 30g、苍术 12g，10 剂。

2024 年 4 月 30 日三诊。今晨复查空腹血糖 7.15mmol/L，糖化血红蛋白 9.1%，原方另加丹参 12g 续服，后复诊血糖逐步下降。

【按语】糖尿病在中医学中称为消渴，以阴虚为本，燥热为标，病位在肺、胃、肾，尤以肾为关键。患者多次空腹血糖升高，伴口渴，饮水多，"渴而多饮为上消"。肾阴亏虚则虚火内生，上燔心肺则烦渴多饮。《医学心悟·三消》曰："治上消者，宜润其肺，兼清其胃……治中消者，宜清其胃，兼滋其肾……治下消者，宜滋其肾，兼补其肺。"张老师予麦味地黄丸滋肾养肺以治本，并加天花粉、葛根清养肺胃之阴，生津止渴；地骨皮清虚热以治消渴唇干口燥；荷叶清热生津的同时可升发清阳。张老师深得消渴治疗之要旨，临证制宜，上、中、下三消同治，不专执本经而滋其化源。患者服用后空腹血糖逐渐下降，二诊加黄芪补中益气，配山药可降低尿糖；加苍术健脾燥湿、解郁辟秽；三诊加丹参活血通络，防消渴之阴虚血滞，共奏降糖之功。

4. 不明原因发热

患者，女，57岁。

2024年4月23日初诊。主诉：低热伴腰背部疼痛1月余。患者1月余前无明显诱因开始出现低热，测体温波动在37.3～38℃，伴腰背部疼痛，外院查血沉38mm/h，CRP 14.7mg/L，腰髂关节MR未见异常，服用塞来昔布胶囊有效，经西医检查发热原因未明，多方求治未果，遂来求诊中医。刻下症见：午后低热，测体温37.5℃，发热时伴腰背部酸痛，头晕乏力，胃纳欠佳，二便尚调，夜寐尚安。测血压85/55mmHg。舌淡红，苔薄白，有裂纹，脉细。原有骨质疏松症、左心室肥大病史。中医诊断：内伤发热（气阴两亏）。治拟益气养阴，甘温除热。方选黄芪生脉饮加补中益气汤加味，处方：黄芪18g，党参12g，麦冬12g，五味子9g，炒白术9g，升麻6g，柴胡6g，当归12g，陈皮6g，甘草6g，羌活3g。5剂。水煎，日1剂，早晚分服。

2024年4月30日二诊。药后体温正常，头晕、乏力减轻，监测血压平卧位95/60mmHg，直立时90/58mmHg，胃纳可，二便调，夜寐安，舌脉同上。守上方，加丹参12g、葛根15g，5剂。

2024年5月15日三诊。无发热，监测血压96/63mmHg，感口干，1周前提重物后左侧第2肋骨骨折，伴左侧胸痛，舌脉同上。守上方行部分药味调整：生黄芪改为蜜黄芪，柴胡增量至9g，另加续断15g、苏木6g、骨碎补15g，5剂。后复诊血压基本恢复正常。

【按语】患者反复低热1个月，四诊合参并结合相关检查，考虑为内伤发热。张老师分析，此案患者低热、头晕乏力、血压偏低，舌有裂纹、脉沉细，为气阴两虚之证。正如《脾胃论》云："脾胃气衰，元气不足，而阴火独盛。"患者素体气阴不足，造成气不归原，阴液亏虚不能制阳，阳气浮于外而发热。《脾胃论》提出"惟当以甘温之剂补其中，升其阳，甘寒以泻其火则愈"，故方选甘温除热的代表方剂补中益气汤，合生脉饮益气养阴。

其中黄芪补中益气，升阳固表，党参、炒白术补气健脾，当归养血和营，陈皮理气和胃，升麻、柴胡升阳举陷；麦冬、五味子益气养阴；加羌活祛湿、止痛，甘草调和诸药。两方合用，以补代泻，使阴火下降而元气复位。患者药后热退，诸症均减，直立位舒张压稍低，为清阳不升，遂加葛根升清，丹参活血。三诊因外伤致肋骨骨折，故另加续断、苏木、骨碎补等补肾接骨、疗伤续筋。

（唐蕾整理）

第八节 皮肤病证

1. 湿疹

（1）案例一

患者，女，79 岁。

2023 年 5 月 17 日初诊。主诉：皮肤瘙痒 1 天。患者诉 1 天前开始出现全身皮肤瘙痒，伴有红色皮疹。刻下：皮肤瘙痒，遇热更甚，躯干部可见红色粟粒样丘疹，局部抓痕，无破溃无渗出，纳寐可，平素大便秘结难解，舌淡红，苔中根微黄稍厚，右脉不及，左脉弦滑。既往有类似病症反复发作史。中医诊断：湿疮（风热夹湿证）。治拟清热利湿、祛风止痒。方选防风通圣散、麻黄连翘赤小豆汤加减。处方：防风 6g，大黄（后下）6g，白鲜皮 30g，荆芥 6g，蜜麻黄 6g，焦栀子 10g，炒白芍 10g，连翘 9g，蜜甘草 9g，桔梗 6g，川芎 6g，当归 15g，滑石（包煎）10g，薄荷（后下）6g，黄芩 10g，生白术 9g，赤小豆 15g。5 剂，每日 1 剂，水煎服，早、晚各 1 次。

2023 年 5 月 24 日二诊。诉全身瘙痒较前略减轻，皮疹仍发，大便较前通畅，舌淡红，苔中根微黄稍厚，右脉不及，左脉弦滑。守上方去滑石，改蜜甘草 6g 为生甘草 9g，并加生地黄 25g、紫草 9g、牡丹皮 9g、苦参 9g、浮萍 9g。5 剂，煎服法同上。

2023 年 5 月 31 日三诊。诉仍感全身瘙痒、皮疹症状同前。刻诊：纳寐可，舌淡红，苔黄厚腻减，右脉不及，左脉弦滑。改用当归饮子加减。处方：生地黄 25g，牡丹皮 9g，赤芍 9g，当归 12g，紫草 9g，防风 6g，薄荷（后下）6g，蒺藜 15g，制何首乌 15g，蝉蜕 6g，浮萍 9g，墨旱莲 15g，白鲜皮 15g，地肤子 15g，大黄（后下）9g。5 剂，煎服法同上。

2023 年 6 月 7 日四诊。诉上症明显减轻，大便通畅，无新发皮疹，舌脉同前。守上方加桑叶 9g。续服 5 剂。

2023 年 6 月 14 日五诊。诉服药后上症减，皮肤有褐色色素沉着，舌脉同上。上方续服 5 剂。半年后随访未见再发。

【按语】湿疹归属于中医“湿毒疮”“湿疮”“湿毒”“浸淫疮”等范畴。患者湿疹复发，“风胜则痒”，遇热痒甚，考虑外有风热束表；长期便秘，苔中根微黄稍厚，左脉弦滑，考虑内有腑气不通，浊气不降，壅而化热，燥热内盛。故张老师辨为风热夹湿之湿疮，为表里俱实。治宜表里双解、清热散风，方选防风通圣散加减，如《王旭高医书六种·退思集类方歌注》所说：“此为表里、气血、三焦通治之剂。”“汗不伤表，下不伤里，名曰通圣，极言其用之效耳。”方中防风、麻黄，解表药也，风热之在皮肤者，得之由汗而泄；荆芥、薄荷，清上药也，风热之在颠顶者，得之由鼻而泄；大黄、生白术，通利药也，风热之在肠胃者，得之由后而泄；滑石、栀子，水道药也，风热之在决渎者，得之由溺而泄。风淫于膈，肺胃受邪，桔梗，清肺胃也，而连翘、黄芩，又所以祛诸湿之游火。风之为患，肝木主之，川芎、当归、白芍，和肝血也，而甘草、白术，又所以和胃气而健脾。另加赤小豆，即构成麻黄连翘赤小豆汤的三味主药，可疏风清热；加白鲜皮清热祛湿、祛风解毒；全方共奏疏风清热、泻火通便、上下分消、表里交治之效。二诊时患者诉皮肤瘙痒略减轻，皮疹仍在，舌脉同前，证同前，守上方去滑石，改蜜甘草为生甘草加强清热解毒功效，并加入生地黄、牡丹皮入血分之品，滋阴与清热并举，凉血与活血兼施，使清热凉血、滋阴退蒸之力倍增；加紫草清热凉血、解毒透疹，苦参清热燥湿止痒，浮萍宣散风热、透疹止痒。三诊时患者诉仍感全身发痒、身上发皮疹，且舌苔黄厚腻已减，恐证已变，考虑患者年老，阴血不足，化燥生风，故辨为血虚风燥证。风为阳邪，血为阴，阴可制约阳，故治以养血润燥，方予以当归饮子加减。方中以生地黄、当归、赤芍仿四物汤，滋阴养血以治营血不足，同时取其“治风先治血，血行风自灭”之义，易白芍为赤芍加强清热凉血作用，恐川芎太燥而去之。合蒺藜、制首乌，取李可老中医首创的小方“定风丹”以滋养肝肾、养血祛风止痒；防风、蝉蜕祛风止痒；白鲜皮、地肤子清热燥湿，祛风止痒；墨旱莲凉血，滋补肝肾；薄荷疏散风热，透疹；紫草清热凉血，透疹消斑；大黄泻火通便。全方养血润燥、祛风止痒，滋养肝肾，清热燥湿，齐头并进。四诊时患者症状明显减轻，效不更方，故守前方续服，加桑叶加强疏散风热作用，终得皮疹消退。

（2）案例二

患者，男，46 岁。

2021 年 5 月 24 日初诊。主诉：患者全身皮疹反复发作 5 年余。患者近 5 年来每于 4、5 月份发作全身皮疹，以腹部为主，瘙痒明显，遇热尤甚，经口服西药时好时坏，不能根治，遂来求诊中医。刻下：腹部可见红色皮疹、抓痕，纳寐可，大便略干，尿频。面红，舌质淡红，苔薄白，边有齿痕，脉弦。划痕征（+）。中医辨证：湿疮（湿热郁内，外阻肌肤）。治拟解表散邪、清热祛湿。方选麻黄连翘赤小豆汤合五苓散加减，处方：麻黄 6g，连翘 10g，赤小豆 15g，茯苓 15g，生白术 10g，猪苓 10g，泽泻 10g，桂枝 5g，白芍 10g，苦杏仁 10g，甘草 9g，生姜 10g，防风 5g，白鲜皮 15g，地肤子 15g。5 剂，水煎，每日 1 剂，早晚分服。

2021 年 5 月 31 日二诊，患者药后皮肤瘙痒减轻，面红退，舌淡胖，苔薄白，脉弦，续予五苓散合越婢汤加减，处方：生白术 10g，茯苓 15g，泽泻 10g，桂枝 10g，猪苓 10g，麻黄 6g，石膏（先煎）10g，大枣 10g，生姜 10g，甘草 6g，防风 5g，黄芪 15g，白鲜皮 15g。5 剂。

2021 年 6 月 7 日三诊，患者服药后皮肤瘙痒较前好转，舌质淡红，苔薄白，脉弦，守上方去石膏，续服 5 剂。

【按语】本案患者全身皮疹伴瘙痒，腹部为甚，面红，一派湿热内蕴之象；且常于春季发作，复感风邪，风湿热相搏，浸淫肌肤。张老师方选麻黄连翘赤小豆汤解表散邪、清热祛湿。方中麻黄、苦杏仁、生姜意在解表散邪；连翘、赤小豆旨在苦寒清热解毒；甘草甘平和中。患者皮疹以腹部为主，尿频，张老师认为水湿困于中下焦，予五苓散利水渗湿，温阳化气；另予炒白芍柔肝和脾；白鲜皮、地肤子清热解毒、燥湿止痒，防风祛风除湿。全方外能解表散热，内能利湿化毒，此乃“开鬼门”“洁净府”两法兼备之方。药后症状减轻，舌象转为淡胖，苔薄白，患者面红退，热势已减，但汗出不彻，风湿仍在，故去麻黄连翘赤小豆汤，改越婢汤发汗利水，以麻黄内制阴水之邪，外散皮肤湿邪于汗出；又以小剂量石膏散肺之郁热，生姜解表发汗以散水，生姜得石膏，走窜散邪而不助热。大枣、甘草补脾和中。另加黄芪，合防风、白术取玉屏风散之意益气固表；白鲜皮祛湿止痒。三诊患者湿邪渐去，故去石膏，以防伤阳。

2. 荨麻疹

(1) 案例一

患者，男，24 岁

2021 年 12 月 14 日初诊。主诉：全身皮肤红斑 2 月余。患者 2 个月前出现全身皮肤红斑、风团，大小不等，瘙痒难忍，时作时止，夜间为甚，经西医抗过敏治疗，疗效欠佳。刻下症：全身皮肤可见风团样皮疹，瘙痒难忍，夜间尤甚，无腹痛，无胸闷，无发热。舌淡红，苔薄白腻，脉沉细。中医辨证：瘾疹（风热犯表）。治拟祛风除湿、清热养血。给予消风散加减治疗。处方：荆芥 9g，防风 9g，牛蒡子 12g，蝉蜕 6g，火麻仁 9g，苦参 9g，苍术 9g，石膏（先煎）20g，知母 9g，通草 3g，当归 12g，生地黄 15g，甘草 9g，白鲜皮 15g，地肤子 15g。5 剂，水煎，日 1 剂，早晚分服。2 周后电话随访，诉皮疹消退，瘙痒已止。

【按语】患者全身风团样皮疹，瘙痒难忍，属于中医学“瘾疹”之范畴。患者受风热之邪，浸淫血脉，内不能疏泄，外不能透达，郁于肌肤腠理之间而发，表现为全身皮肤红斑、风团，皮肤瘙痒。故以消风散加减祛风除湿、清热凉血。方中荆芥、防风、牛蒡子、蝉蜕疏风止痒兼清表热；配伍石膏、知母清热泻火，配伍生地黄清热凉血；苍术芳香化湿，苦参清热燥湿止痒，当归、火麻仁养血润燥，白鲜皮、地肤子清热燥湿，祛风止痒。药中病机，效果显著。

(2) 案例二

患者，女，45 岁。

2024 年 4 月 28 日初诊。主诉：皮肤瘙痒半月余。患者半月余前服用阿莫西林后出现全身风团样皮疹，瘙痒难忍，皮疹时隐时现，此起彼伏，经西医抗过敏治疗 10 天，皮疹较前有消退，但仍有皮肤瘙痒，遂来求诊中医。

刻下症：全身可见散在风团样皮疹，色淡红，高出平面，伴瘙痒，遇热尤甚，口苦，大便干结。查体：划痕征（+），舌淡红，苔薄白，脉沉细。中医辨证：瘾疹（风热蕴肤）。治拟宣透风热、清热解毒、抗过敏。给予过敏煎、升降散合方化裁治疗。处方：银柴胡 9g，乌梅 9g，防风 9g，五味子 6g，蝉蜕 6g，甘草 9g，大黄（同煎）6g，片姜黄 6g，僵蚕 9g，白鲜皮 15g，地肤子 15g。10 剂，水煎，日 1 剂，早晚分服。

2024 年 5 月 8 日二诊。患者诉皮肤瘙痒较前有明显好转，皮疹部分消退，排便好转，咽干有痰，既往有青霉素过敏史。张老师守上方，去大黄、片姜黄，加蒺藜 9g、制何首乌 9g，继续服药 5 剂。

2024 年 5 月 14 日三诊。诉瘙痒基本缓解，昨手背新发皮疹。去蒺藜、制何首乌，加薄荷（后下）3g、桑叶 9g、丹参 12g。续服 5 剂。

1 周后复诊诉瘙痒止，未新发皮疹，旧皮疹正在消退。上方续服。

【按语】荨麻疹，中医称为“瘾疹”，在春季高发，发病与个人体质密切相关，多因身体素质不强，营卫空疏，加上气候、饮食、生活、情志、药物等多种因素影响而引起。本案患者因服用阿莫西林引发，瘙痒难耐，皮疹时隐时现，符合“风性善行而数变”的致病特点，且遇热加重，为风邪阻于肌肤之间，内不得通，外不得泄，郁而化热。故张师方选名医祝谌予所制的过敏煎，本方组方简单，药味平淡，但立方确有巧思，非常严谨。方中银柴胡味甘性凉，清热凉血；防风味辛甘性温，祛风胜湿；乌梅味酸性平，收敛生津；五味子味酸性温，敛肺生津，滋肾涩精；甘草味甘性平，清热解毒，调和诸药。五药配合，寒热共济，有收有散，收者顾其本，散者祛其邪，故对过敏性疾患有良效。患者使用抗生素过敏，该方收效甚好。同时，张老师选择升降散联用，取其升清降浊、散风清热的功效。僵蚕得天地清化之气，轻浮而升阳中之阳，故能胜风祛湿，清热解郁，从治膀胱相火，引清气上朝于口，祛逆浊结滞之痰。蝉蜕吸风得清阳之真气，所以能祛风而胜湿，饮露得太阴之精华，所以能涤热而解毒。姜黄驱邪伐恶，行气散郁。大黄上下通行。酒引之使上行，蜜润之使下导。本方有升有降，可使阳升阴降，内外通和，而温病表里三焦之热全清，两方联合效果更佳。患者服用 1 周后瘙痒明显缓解，且大便干结也因大黄而通畅，故去大黄、片姜黄，加蒺藜 9g、制何首乌 9g，取定风丹之义以滋养肝肾、养血祛风止痒；

三诊，患者新发皮疹表明体内仍有邪热，去定风丹，予薄荷、桑叶清热解毒，皮疹日久，故加丹参活血化瘀，可治疗皮疹引起的色素暗沉。终得痒止疹退。

3. 带状疱疹后遗神经痛

（1）案例一

患者，女，65岁。

2024年1月2日初诊。主诉：右侧胸背部皮疹伴疼痛近1个月。患者诉1个月前于右侧胸背部皮肤开始出现皮疹，伴有疼痛，呈阵发性针刺样疼痛，已在本院皮肤科接受抗炎、抗病毒等药物治疗，目前皮疹已结痂，但遗有右侧胸背部皮肤针刺样疼痛，程度较剧，无恶心、呕吐。刻下症：胃纳、睡眠欠佳，大便不畅，舌淡红，苔薄白，舌下瘀，脉虚滑。中医诊断：蛇串疮（余毒未清）。治拟清热解毒，活血止痛。方用四妙勇安汤、清宣瘀热汤加减治疗。处方：金银花15g，玄参12g，当归12g，甘草9g，旋覆花（包煎）10g，丝瓜络12g，茜草6g，枇杷叶（包煎）10g，柴胡9g，黄芩9g，赤芍9g，川芎6g，延胡索15g，徐长卿15g，蜈蚣1条。5剂，每日1剂，水煎，早晚分服。

2024年1月9日二诊。患者诉右侧胸背部疼痛减轻，大便不畅。予前方加升麻6g、牛膝9g、枳壳9g。5剂，煎服法同上。

【按语】带状疱疹，属于中医学“蛇串疮”“缠腰火丹”的范畴。该患者经西医治疗后，疱疹虽已结痂，但疼痛不止，呈针刺状疼痛，舌淡红，苔薄白，舌下瘀，脉虚滑，张老师认为患者体内湿热余邪未祛尽，蕴结于经络，导致气血运行不畅，脉络瘀阻，故疼痛不休。治以四妙勇安汤、清宣瘀热汤加减清热解毒，活血止痛。方中金银花甘寒入心，善于清热解毒；当归活血散瘀；玄参泻火解毒；甘草清解百毒，配金银花以加强清热解毒之力。四药为四妙勇安汤的组成，既能清热解毒，又能活血散瘀，具有清热解毒，活血通脉之功；旋覆花、茜草、枇杷叶为曹仁伯清宣瘀热汤的主药，既可宣散阳热，又可活血化瘀，且肺与大肠相表里，宣上畅下有助于通便；柴胡、黄芩可疏肝清热、泻肝胆之郁火；赤芍可清热凉血、散瘀止痛；丝瓜络、蜈蚣、徐长卿可祛风通络止痛；川芎、延胡索活血行气止痛。全方宣上通下，共奏清热解毒、活血化瘀、祛风通络止痛之效，使余毒无所遁形。二诊时患者诉右侧胸背部疼痛减轻，效不更方，故守前方加入升麻、牛膝、枳壳，一升一降可以促进气机的升降以行气止痛及助排便。

（2）案例二

患者，女，65 岁。

2024 年 3 月 4 日初诊。主诉：左少腹疱疹后疼痛 5 月余。患者诉 5 月余前左少腹发疱疹，疹退后遗留局部疼痛，现左少腹疼痛仍剧烈难忍，呈阵发性掣痛，得热则痛减，剧时痛醒，无胸闷、气短，胃纳可，时有小便不利，大便干结，舌质淡红，苔薄白，脉弦细。中医诊断：蛇串疮（血虚寒凝，内有郁热）。治拟温经散寒，养血通脉。方用当归四逆汤加减。处方：当归 15g，桂枝 15g，赤芍 10g，炒白芍 15g，甘草 9g，大枣 15g，通草 3g，川芎 6g，木瓜 15g，延胡索 25g，鬼箭羽 30g，鸡血藤 15g，伸筋草 15g，威灵仙 15g，络石藤 30g，海风藤 30g，5 剂。水煎，日 1 剂，早晚分服。

2024 年 3 月 11 日二诊。自诉疼痛程度稍有减轻，疼痛频率减少，但疼痛面积似乎有扩大，大便干结不畅。守上方，加丝瓜络 10g、柴胡 10g、枳壳 10g、黄芩 9g、炒紫苏子 9g。5 剂。

后经电话随访疼痛大减，已停用中西药物。

【按语】患者左下腹发疱疹，疹退后遗留局部疼痛，中医辨病为“蛇串疮”。患者素体血虚而又遇经脉受寒，寒邪凝滞，血行不利则见少腹痛日久、遇热痛减，脉细；该患者虽阴寒较重，但其小便不利，大便干结不畅，故寒中夹有热象。桂本《伤寒论》曰：“少阴病，脉微而弱，身痛如掣者，此荣卫不和故也，当归四逆汤主之。”故张老师经方广用，以当归四逆汤温经散寒、养血通脉，去辛散之细辛，加川芎活血行气，木瓜、延胡索、鬼箭羽、鸡血藤通络止痛，伸筋草、威灵仙、海风藤、络石藤祛风通络，丝瓜络、柴胡、枳壳、紫苏子调畅气机，黄芩清热。二诊疼痛减轻，但疼痛面积似有扩大，故加丝瓜络通经络，和血脉；加柴胡、枳壳，与炒白芍、甘草，合为四逆散疏肝行气、以透达阳郁；少腹为足厥阴经循行部位，腹痛日久，恐有郁热，故加黄芩以清厥阴经郁热；大便干结，加紫苏子以宣肃肺气、润肠通便。

（3）案例三

患者，女，44 岁。

2024 年 3 月 5 日初诊。主诉：腰部皮疹伴疼痛 20 余天。患者 20 余天前发现腰部红斑、水疱，大小不等，呈簇状分布，局部疼痛，无发热，曾于外院治疗，皮疹好转，疼痛较前减轻，现大便不畅，质干，睡眠可，口干口苦，烦躁易怒，舌红苔黄，脉弦滑略数。中医诊断：蛇串疮（肝郁化火）。治拟清肝泻热，通络止痛。方用龙胆泻肝汤加减。处方：龙胆 3g，焦栀子 9g，黄芩 9g，柴胡 9g，生地黄 15g，车前子 10g，泽泻 9g，当归 12g，通草 3g，蜜甘草 6g，赤芍 9g，木瓜 10g。5 剂，水煎，日 1 剂，早晚分服。

2024 年 3 月 12 日二诊。腰部皮疹已结痂，疼痛明显减轻，大便已通。舌苔、脉象同上。继续守方进 7 剂。

【按语】患者蛇串疮，沿肝胆经脉循行部位，故病位在肝；口苦、易怒、舌红、苔黄、脉数都是热象，故病性属热；皮肤水疱为湿，合之为肝经湿热。湿热见于肝经，自宜清肝泻火，利水渗湿，湿热一去则诸症自除。故以龙胆泻肝汤清肝泻火。方中龙胆能清肝胆实火而除下焦湿热，泻火除湿，两擅其功；黄芩、栀子协助主药清泻肝火；通草、泽泻、车前子协助龙胆利水渗湿，使湿热从小便而出，与龙胆共奏清热除湿之效。“木郁达之，火郁发之”，气郁化火，故用柴胡达之、发之。肝为藏血之脏，火郁须防损伤肝血，故佐养血的生地黄、当归、赤芍以预护其虚。诸药苦难下咽，寒凉伤胃，故用甘草调中和药。木瓜舒筋活络，和胃化湿。方中清中寓疏，降中寓升，泻中寓补，清气为主，兼凉其血，方药对证，效如桴鼓。

（赵思楠整理）

第九节　其他病证

1. 类风湿关节炎

患者，75 岁，女。

2021 年 5 月 24 日初诊。主诉：全身关节疼痛 2 月余。患者于 2 月余前无明显诱因开始出现全身关节疼痛，以肩关节、腕关节、膝关节胀痛为主，晨僵，无关节红肿变形，无屈伸不利，西医诊断为类风湿关节炎，予口服甲泼尼龙1.5片/日，艾拉莫德片1片/日。刻下症：关节疼痛，倦怠乏力，胃纳尚可，夜寐欠安，二便可，舌淡红苔白腻，脉沉细。中医诊断：痹证（肝肾亏虚，气血不足）。治拟祛风湿，止痹痛，益肝肾，补气血。方用独活寄生汤加减。处方：独活5g，桑寄生15g，细辛3g，川芎15g，当归10g，白芍15g，桂枝10g，茯苓15g，杜仲10g，牛膝10g，党参10g，生地黄15g，熟地黄10g，炙黄芪15g，炙甘草6g。5剂，水煎，日1剂，早晚分服。

2021年5月31日二诊。患者诉疼痛减轻，甲泼尼龙减少至1片/日，艾拉莫德片1片/日，精神好转，乏力较前改善，守方加阿胶珠9g、五加皮10g。5剂。

2021年6月7日三诊。患者疼痛减轻，甲泼尼龙减少至0.5片/日，艾拉莫德片1片/日，但仍感周身酸胀不适，守方加秦艽5g、薏苡仁15g、忍冬藤30g、海桐皮15g。5剂。

2021年6月14日四诊。患者酸胀不适缓解，甲泼尼龙0.5片/日，艾拉莫德片1片/日，去忍冬藤及海桐皮，加枸杞子15g、菟丝子15g。5剂。

2021年6月21日五诊。患者诸症减轻，守方巩固。

【按语】类风湿关节炎属中医学“痹证”“尪痹”范畴。《素问·痹论》：“风寒湿三气杂至，合而为痹也。其风气胜者为行痹，寒气胜者为痛痹，湿气胜者为着痹也”。且《正体类要·主治大法》言：“筋骨作痛，肝肾之气伤也。”张老师认为，患者为老年女性，肝肾已亏，日久气血亏虚，不能濡养一身经筋、骨骼，当风寒湿邪至，结合舌淡红、苔白腻、脉沉细，故证属肝肾亏虚、气血不足。治宜扶正祛邪，既应祛散风寒湿邪，又当补益肝肾气血，方选独活寄生汤加减祛风湿，止痹痛，益肝肾，补气血。方中独活散风寒，除久痹，长于祛下焦风寒湿痹；桑寄生补肝肾，强筋骨，祛风湿；牛膝、杜仲助桑寄生补养肝肾而强壮筋骨。细辛长于搜剔阴经之风寒湿邪，又除经络余湿；当归、川芎、生地黄、熟地黄、白芍养血活血，寓“治风先治血，血行风自灭”之意；党参、茯苓、炙甘草补中益气健脾。张老师考虑此患者湿邪胜于风邪，故去祛风之防风、秦艽，乏力明显，再加黄芪补益中气，以桂枝易肉桂心，增强温通经脉之功，诸药合用，风寒湿邪俱除，肝肾强健，气血充盛。二诊时患者症状缓解，方药对证，加阿胶珠滋阴养血；五加皮祛风除湿，补益肝肾，强筋壮骨，增强疗效。三诊时患者酸胀不适，故加忍冬藤清热解毒，活血通络；海桐皮、秦艽、薏苡仁祛风除湿而达四肢经络，尤宜于肩臂、关节酸痛麻木者。四诊时患者酸胀不适好转，故去忍冬藤、海桐皮，加枸杞子及菟丝子加强补肝肾之力。最后，本病病程长，虚实夹杂，应及时治疗，避免反复迁延。

2. 胃癌术后肠梗阻

患者，男，62 岁。

2021 年 9 月 7 日初诊。主诉：胃癌术后 1 年余，反复脐周胀痛 20 天。患者 20 天前因脐周胀痛至我院急诊就诊。诊断为不完全性肠梗阻，入院治疗，保守治疗后症状好转出院。此后每周有类似发作 1 次，均需住院治疗，本次住院昨日刚出院。现患者进食后仍感腹部胀痛不适，胃纳欠佳，排便排气存在，时有嗳气、肠鸣。舌淡，苔薄白而干，有裂纹，脉细弦滑。2020 年 8 月 27 日在上海行胃癌根治术，曾口服奥沙利铂化疗。2021 年 2 月 26 日因肠梗阻行肠粘连松解术。2021 年 8 月 10 日腹部 CT：部分肠管扩张、积气，肠系膜结构紊乱伴周围脂肪间隙增厚模糊，肠系膜根部血管旋涡样改变；胃癌术后，腹膜后偏大淋巴结；腹盆腔积液。中医诊断：腹痛（气阴两虚，胃失和降）。治拟益气养阴，和胃降逆。处方：北沙参 25g，麦冬 9g，半夏 12g，石斛 12，生姜 12g，石膏（先煎）30g，淡竹叶 10g，大枣 12g，炙甘草 6g，山药 12g，姜竹茹 10g，陈皮 9g，旋覆花（包煎）10g，煅代赭石（先煎）10g，厚朴 6g，枳壳 12g，紫苏子 6g，太子参 25g。7 剂。日 1 剂，水煎，分两服。

2021 年 9 月 22 日二诊。9 月 12 日因腹痛较剧，被诊断为肠梗阻住院治疗，抗炎治疗 2 天缓解后出院。现仍有反复腹痛，能忍，时有恶心无呕吐，大便量少难解。舌淡，前半少苔根黄稍厚，脉细弦滑。9 月 8 日查：白细胞 $2.3\times10^9/L$，血红蛋白 94g/L。辨证为气阴两虚，胃肠失润，通降失调。处方：生地黄 25g，玄参 12g，麦冬 9g，枳实 12g，厚朴 6g，大黄（同煎）6g，紫苏子 6g，苦杏仁 9g，瓜蒌子 15g，太子参 30g，猫爪草 15g，炙甘草 6g，木香 6g，黄精 15g，鸡血藤 15g。5 剂。

2021 年 9 月 28 日三诊。腹痛明显好转，大便通畅，睡眠欠佳，舌淡，前半少苔根薄微黄，有裂纹，脉细弦滑。处方：上方加当归 12g、白芍 15g、合欢皮 15g。10 剂。

病情稳定，2 周 1 次，原方续进。

2021 年 11 月 23 日七诊。10 月 6 日查：白细胞 3.6×10^9/L，血红蛋白 99g/L，癌胚抗原 6.87ng/mL。10 月 14 日胃镜检查：全胃切除术后正常。近 2 月未发肠梗阻，现偶有腹部胀痛，能忍，大便每日 1 次。舌淡红，苔根薄微黄前半有剥苔，有裂纹，脉细弦滑。处方：上方加蒲公英 30g、炒白术 6g、白花蛇舌草 30g、半枝莲 30g、龙葵 15g、炒薏苡仁 30g。10 剂。

病情稳定，2 周 1 次，原方续进。

2021 年 12 月 21 日九诊。肠梗阻未反复，无腹胀、腹痛，大便通畅，舌淡红，前半少苔有裂纹根薄白。12 月 15 日复查腹部 CT：胃癌术后，周围结构稍紊乱，肠道未见明显扩张及液平影，肠腔内未见内容物及积气影，腹膜后见偏大淋巴结。查白细胞 3.9×10^9/L，血红蛋白 135g/L，癌胚抗原 3.91ng/mL。上方续进 10 剂巩固治疗。

【按语】患者因胃癌术后反复发生肠梗阻导致腹痛就诊，辨病当属中医学的“腹痛”“肠结”范畴。初诊鉴于腹痛不甚，伴有嗳气、肠鸣，因此选用旋覆代赭汤和橘皮竹茹汤和胃降逆，益气和中；结合舌脉用沙参麦冬汤益气养阴。二诊肠梗阻仍反复发作，苔根黄厚、脉弦滑提示肠道有积滞，气机运行受阻，舌淡、脉细提示气血不足，舌前半少苔提示阴虚，综合病机为气阴两虚，肠道失润，气机阻滞，通降失调，因此选用小承气汤轻下热结，行气导滞，因大便尚通，故用大黄同煎减轻泻下之力；增液汤养阴生津，达到增水行舟的目的；因白细胞、血红蛋白减少，故用太子参、黄精、鸡血藤组成验方升白汤补气养血；肺与大肠相表里，用紫苏子、苦杏仁、瓜蒌子宣肺肃肺，润肠通便；加木香行气止痛，猫爪草解毒散结、抗肿瘤。三诊症状改善，因舌仍淡、脉仍细，于是加当归、白芍养血和血；睡眠欠佳加合欢皮解郁安神。七诊因癌胚抗原升高，加白花蛇舌草、半枝莲、龙葵、炒薏苡仁抗肿瘤。九诊肠梗阻未再发，腹部 CT、血象均有明显好转，舌象也有改善，仍守方巩固治疗。

3. 月经不规则

患者，女，37 岁。

2021 年 02 月 22 日初诊。主诉：月经周期不规则 1 年余。患者诉 1 年多来月经周期不规则，先后期不定，腰膝酸软。近 2 月来月经量明显减少，3 日净，色褐，无痛经，无血块，末次月经 2021 年 2 月 21 日。刻下症：舌淡红，苔薄白，脉弦。西医诊断：月经不规则。中医诊断：月经类病（肾精不足）。治拟补益肝肾、养血调经。方选五子衍宗丸合四物汤加减，处方：菟丝子 30g，枸杞子 15g 女贞子 15g，覆盆子 15g，车前子（包煎）10g，熟地黄 10g，当归 10g，白芍 10g，川芎 6g，党参 10g，香附 10g，炒黄柏 6g，蜜甘草 6g，巴戟天 10g，牡丹皮 10g，牛膝 10g，5 剂。水煎服，每日 1 次，早晚分服。

2021 年 3 月 1 日二诊，患者服药后月经量增加，行经 10 天，稍有腹痛。舌淡红，苔薄白，脉弦。张老师守上方，去炒黄柏、巴戟天、牡丹皮，加砂仁（后下）3g、桂枝 10g。5 剂，同上煎服。

【按语】患者月经后期、月经量少，伴腰膝酸软，乃肾精不足之象。患者肾精不足，冲任亏虚，血海满溢不多，遂致月经量少。故在治疗上以养血益阴、补肾填精为法，故予五子衍宗丸补肾固精；四物汤补血养血；党参益气补血；巴戟天温补肾阳；甘草调和诸药；牛膝活血通经，引血下行；香附疏肝行气，为妇科调经要药；黄柏清热泻火，合白芍、香附取固经丸之意；牡丹皮既助诸药活血散瘀，又能清血分虚热，合当归、川芎、芍药合营祛瘀，取温经汤之意，诸药合用温补肝肾，养血调经。患者二诊时为经间期是重阴必阳的转化期，阴精增长，由阴转阳，此时应当促进阴阳转化，并疏通调理冲任气血，故守原方去炒黄柏、巴戟天、牡丹皮，加砂仁温中和胃，以防熟地黄之滞腻，桂枝温经暖宫，散寒行瘀。

4. 围绝经期综合征

患者，女，51 岁。

2021 年 12 月 20 日初诊。主诉：潮热盗汗 1 年。患者近 1 年来潮热盗汗明显，性急躁，畏寒，寐差，眠浅易醒，纳尚可，夜尿频，大便尚调。舌质淡红，苔薄白，脉弦细。停经 1 年余，既往有子宫肌瘤、胆囊结石术后、白细胞减少症病史。西医诊断：围绝经期综合征。中医诊断：绝经前后诸证（肝肾不足）。治拟补肾养肝，滋阴降火，调补阴阳。方选二仙汤加减，处方：仙茅 5g，淫羊藿 15g，巴戟天 10g，生地黄 15g，当归 10g，炒黄柏 10g，乌梅 10g，龙骨（先煎）30g，牡蛎（先煎）30g，夏枯草 10g，牡丹皮 10g，地骨皮 30g，女贞子 15g，墨旱莲 15g，合欢皮 15g，首乌藤 15g，甘草 6g，5 剂。水煎服，日 1 剂，早晚分服。

2021 年 12 月 27 日二诊，患者服药后潮热、夜尿较前好转，盗汗止，舌质淡红，苔薄白，根剥脱，脉弦细。守上方，去龙骨、牡蛎，加酸枣仁 10g、柏子仁 10g、益智仁 10g、5 剂。水煎服，日 1 剂，早晚分服。

【按语】《素问·上古天真论》有女子“七七，任脉虚，太冲脉衰少，天癸竭，地道不通，故形坏而无子也。”患者绝经 1 年，潮热盗汗、烦躁易怒、失眠并见，病属绝经前后诸症，病因主要是肾气渐衰，天癸枯竭，冲任衰退，精血不足，阴阳平衡失调，肾阴亏损，阳不潜藏，经脉失于濡养温煦。肾水匮乏致心火旺盛，肝失调达。肾阴不足，天癸将竭，阴虚内热，阴不维阳，虚阳上越，则潮热汗出；肾水不足，不能上济于心，心火独亢，热扰心神，心肾不交，则出现失眠、潮热多汗、心烦易怒等证，多属于肝肾阴虚所致，故治疗以滋养肝肾、滋阴降火、调补阴阳为主。故方选二仙汤加减。加生地黄、牡丹皮，滋阴与清热并举，凉血与活血兼施，使清热凉血、滋阴退蒸之力倍增。地骨皮清热凉血，与牡丹皮、生地黄、黄柏合用，取清经散之意。夏枯草助牡丹皮、黄柏清肝泻火散结；龙骨、牡蛎敛汗养阴；乌梅生津；女贞子、墨旱莲合而为二至丸，补肾养肝；合欢皮、首乌藤安神助眠，为张老师常用治疗失眠的药对。全方育阴助阳，清热泻火，肝肾同补，阴阳双补。二诊时患者阴虚日久，故舌根剥苔，仍有睡眠欠佳，故予酸枣仁、柏子仁、益智仁同服助眠安神。酸枣仁既能益心之营血以安心神，又能收敛肝之阴血以通心气；柏子仁可养心安神，敛汗；《药性赋》云“益智安神治小便之频数”，故加益智安神助眠，温肾缩尿。

5. 神经性耳鸣

患者，女，73 岁。

2024 年 2 月 6 日初诊。主诉：耳鸣半年。患者诉半年前无明显诱因突发双侧耳鸣，声如蝉鸣，呈持续性，伴听力下降、耳闷堵感，夜间口干、唇干。西医诊断为神经性耳鸣，经激素等治疗，效果欠佳，遂来求诊中医。刻诊：双侧仍耳鸣，烦躁易怒，胃纳可，夜寐差，入睡困难，偶有彻夜不眠，大便干结，舌淡红，苔中根黄厚，脉弦滑。西医诊断：神经性耳鸣。中医诊断：耳鸣（肝郁湿热证）。治拟清泻肝胆实火，清利肝经湿热。方用龙胆泻肝汤加减，处方：龙胆 3g，焦栀子 9g，黄芩 9g，柴胡 9g，生地黄 15g，车前子（包煎）10g，泽泻 9g，当归 12g，通草 3g，甘草 6g，珍珠母（先煎）15g，石决明（先煎）20g。5 剂，每日 1 剂，水煎服，早晚各 1 次。

2024 年 2 月 20 日二诊，诉药后耳鸣明显减轻，夜能入眠，早醒，醒后能复睡，仍感唇干，胃纳可，大便转调，舌淡红，苔薄白，脉弦滑。改益气聪明汤加减。处方：党参 12g，黄芪 18g，黄柏 9g，升麻 6g，炒白芍 12g，葛根 15g，蔓荆子 6g，蜜甘草 6g，川芎 6g，石菖蒲 6g，远志 6g，熟地黄 25g，当归 12g，蒺藜 12g，钩藤（后下）10g。

2024 年 2 月 27 日三诊。诉服药后耳鸣、睡眠好转，夜间仍有口干症状。守上方续服 5 剂。

【按语】耳鸣病证，有虚有实。此案患者耳鸣如蝉鸣、声音高调，伴口干、烦躁易怒，一派实热征象。张老师认为此案患者情志不遂，郁而化火，逆气上冲，循经上扰清窍，发为耳鸣，加之口干、便秘、舌淡红，苔中根黄厚，脉弦滑，诸诊合参，当属肝胆湿热证无疑。故予龙胆泻肝汤加减清泻肝胆实火，清利肝经湿热，再加珍珠母、石决明平肝潜阳。二诊时患者耳鸣、睡眠好转，诉仍有唇干，考虑唇干为肝经有热耗伤阴血引起。鉴于舌苔已转为薄白苔，考虑湿热之邪已清，耳鸣日久，中气不足，清气不升，改为益气聪明汤培补元气，聪耳明目，加入熟地黄、当归、川芎组成四物汤补血调血；远志、石菖蒲安神益智；蒺藜、钩藤平肝祛风。上药合用，诸症减轻，收效显著。

6. 亚急性鼻窦炎

患者，女，39 岁。

2023 年 10 月 24 日初诊。主诉：鼻塞流脓涕 1 月余。患者诉 1 月余前外感后出现鼻塞、流黄脓涕，量多，伴咳嗽，咳痰不利，咽干，无发热。曾在外院诊治，考虑鼻窦炎，经治效果欠佳，遂来求诊中医。刻下：胃纳一般，大便可，睡眠欠佳，舌淡红，苔薄白腻，脉细稍滑。西医诊断：亚急性鼻窦炎。中医诊断：鼻渊（痰热壅肺）。治拟芳香化浊，清热通窍。方拟藿胆丸加减，处方：广藿香 9g，胆南星 9g，黄芩 9g，桔梗 6g，苦杏仁 9g，菊花 6g，辛夷花（包煎）6g，石膏（先煎）20g，半夏 9g，陈皮 6g，苍耳子（包煎）6g，甘草 9g。5 剂，水煎服，每日 1 剂，早晚各 1 次。

2023年10月31日二诊。患者诉仍有鼻后滴漏。守前方加蜜麻黄6g、川芎6g、石菖蒲6g。7剂，煎服法同上。

2023年11月14日三诊。患者诉鼻后基本不滴漏，咳嗽好转。守前方续服5剂。

2023年11月21日四诊。患者诉症状较前明显好转，偶有少量清涕。调整处方：当归10g，炒白芍10g，陈皮6g，半夏9g，茯苓10g，蜜甘草6g，黄芪18g，炒白术10g，羌活6g，辛夷花（包煎）6g，白芷6g，牛蒡子9g。7剂。

【按语】患者外感风热之邪，侵袭肺卫，肺开窍于鼻，肺气失宣，则鼻窍阻塞，日久蒸灼津液而为涕，结合患者症状及舌、脉特点，张老师辨证为痰热壅肺证，予藿胆丸化裁芳香化浊，清热通窍。方中广藿香芳化痰湿；胆南星清热化痰；黄芩、石膏清肺热；陈皮、半夏相配，可燥湿化痰；桔梗与苦杏仁，一宣一降，可畅通肺的气机；菊花疏散风热；辛夷、苍耳子皆具有辛散走窜之性，善通鼻窍；甘草清热解毒、祛痰止咳、调和诸药。二诊时患者诉仍有鼻后滴漏，考虑余邪未尽，故加用蜜麻黄组成麻杏甘石汤，以宣散肺部的表邪；另加用石菖蒲开窍豁痰；川芎行气祛风。三诊时患者鼻后滴漏、咳嗽症状均好转，上方有效，效不更方，原方巩固。四诊时患者诸症好转，偶有少量清涕，疾病向愈，脾肺同调，予归芍六君子汤加减补益气血，培土生金，补脾益肺；加黄芪、羌活，效同玉屏风散，可以益气固表；辛夷、白芷散风寒、通鼻窍；牛蒡子疏散风热、宣肺祛痰。诸药合用，标本兼顾。

7. 复发性口腔溃疡

患者，女，60岁。

2022年8月8日初诊。主诉：反复口疮发作2年余。患者2年余来反复口腔溃疡发作，作时局部疼痛，缠绵不愈，劳累后易作，既往曾内服清热解毒类中药、外用口腔溃疡贴等治疗，效果不理想，口疮仍反复发作。刻诊：口疮正作，创面疼痛，口中和，纳差，大便日一行，便溏。口腔右侧面有两个绿豆大小溃疡面，边缘黏膜红有凸起，溃疡基底部有一层白色脓苔，触痛明显。舌红苔薄白，脉弦细。西医诊断：复发性口腔溃疡。中医诊断：口疮（脾寒胃热）。治拟辛开苦降、健脾清热，方选甘草泻心汤加减，处方：黄芩 6g，黄连 3g，太子参 25g，姜半夏 10g，干姜 3g，生甘草 6g，炙甘草 6g，葛根 15g，升麻 9g，淡竹叶 10g，羌活 5g，川芎 6g。5 剂，水煎服，日 1 剂，早晚分服。

2022 年 8 月 15 日二诊。口腔溃疡好转，疼痛明显减轻，寐稍差，舌红苔薄白，脉弦细。处方：黄芩 6g，黄连 3g，太子参 25g，姜半夏 10g，干姜 3g，生甘草 6g，炙甘草 6g，升麻 9g，淡竹叶 10g，川芎 6g，合欢皮 15g。7 剂。

【按语】《金匮要略·百合狐惑阴阳毒病脉证治第三》中记载狐惑病"蚀于上部则声喝，甘草泻心汤主之"。《素问·太阴阳明论》有言"中央土以灌四傍"。张老师认为，脾胃为人体的中州，脾主升清，胃主降，一上一下完成气的升降。患者脾阳不足，故便溏、纳差，为虚寒；脾阳不足则升举无力，胃热炽盛则下降不能，胃火上炎，故致口疮。故证属脾寒胃热，方用甘草泻心汤辛开苦降、健脾清热。患者口疮日久，虚实夹杂，生甘草与炙甘草各半，补泻并进，重用太子参养阴，黄连、黄芩清热燥湿，半夏、干姜辛开苦降，升麻、葛根、羌活取升阳散火汤之意，火郁发之，升阳散火，淡竹叶清心火，瘀热积滞日久，川芎活血通络，散瘀化热。二诊诸症好转，去葛根、羌活，加合欢皮以解郁安神，巩固疗效。

（乐益整理）

第五章
中医养生

中医药是我国传统文化的杰出代表，蕴含着博大的养生智慧。中医学的养生学说，是中医预防医学思想的体现，通过养精神、畅情志、调饮食、练形体、适寒温等方法和手段，以使精气充沛，气机条达，气血运行通畅，脏腑功能协调，达到防病治病、延年益寿的目的，其中既有系统的养生理论，如“不治已病治未病”未病先防的思想，又有丰富的实践经验，如“正气存内，邪不可干”“虚邪贼风，避之有时”等防病措施，是我们后人取之不尽、用之不竭的医学宝库。

第一节　跟中医经典学养生

中医养生，也称摄生，保养生命。它是在中医学理论指导下，研究提高人体健康水平，增强体质，预防疾病，以及延缓衰老、延年益寿的方法。中医养生的原则是保养正气和防御疾病，主要包括顺时摄生、调摄精神、饮食调养、运动健身、房事有节、起居有常、慎避外邪等观点。古人追求健康、注重养生的历史，可以追溯到上古时代，20 世纪 70 年代湖南长沙马王堆汉墓出土的《导引图》，就被后世认为是我国最早的医疗体操。而中医学经典《黄帝内经》则提出了系统的养生原则和具体的养生方法，因此作为一部养生学专著一直影响着后世的养生实践。

一、《黄帝内经》与中医养生

《黄帝内经》成书于春秋战国至秦汉时期，距今已有两千多年的历史。它奠定了中医学理论体系的基础，是我国现存第一部比较完整的中医理论典籍，有丰富的养生学理论和实践，因此也被称为养生宝典。作为人类宝贵的非物质文化遗产，2011 年被联合国教科文组织列入世界记忆名录。

《黄帝内经》包括《素问》和《灵枢》两部分，它对人与自然的关系，人的生理、病理，疾病的诊断治疗、预防摄生等方面进行了全面系统的论述。首篇《素问·上古天真论》就明确提出了上古之人的养生之道，其曰："上古之人，其知道者，法于阴阳，和于术数，饮食有节，起居有常，不妄作劳，故能形与神俱，而尽终其天年，度百岁乃去。今时之人不然也，以酒为浆，以妄为常，醉以入房，以欲竭其精，以耗散其真，不知持满，不时御神，务快其心，逆于生乐，起居无节，故半百而衰也。"下面就此作简单介绍。

1. 法于阴阳

养生要遵循自然界寒暑往来的阴阳变化规律。《素问·四气调神大论》曰："所以圣人春夏养阳，秋冬养阴，以从其根。"清代高世栻解释为"圣人春夏养阳，使少阳之气生，太阳之气长；秋冬养阴，使少阴之气收，太阴之气藏。"也就是说人在春夏季节要顺应自然界春生夏长的规律调养阳气，在秋冬季节要顺应自然界秋收冬藏的规律保养阴精。火热为夏，内应于心。人体要顺应夏天长养之气的特点，使阳气旺盛，抗病能力增强。饮食要省苦增辛以养肺气。宜清淡，忌油腻，多食蔬菜瓜果，不宜过凉。起居要晚睡早起，午睡不可太久，注意避暑，尤忌过于贪凉。锻炼要多参加室外活动，行日光浴。情绪调节要养心，要积极进取，勿生懈惰厌倦之心，使阳气宣散于外。正如《素问·四气调神大论》所说："夏三月，此谓蕃秀；天地气交，万物华实，夜卧早起，无厌于日，使志无怒，使华英成秀……此夏气之应，养长之道也。"

根据"春夏养阳，秋冬养阴"的理论，采用中药、艾灸、三伏贴，进行"冬病夏治"，就是利用夏季人体阳气最旺盛之际，治疗某些虚性、寒性疾病，最大限度地以阳散寒，达到标本兼治、预防保健的作用。适用于呼吸道病症，如反复感冒、过敏性鼻炎、慢性支气管炎、支气管哮喘、慢性阻塞性肺疾病等；运动系统病症，如颈椎病、风湿性关节炎、腰腿痛、肩周炎等；胃肠病症，如慢性结肠炎、五更泻等；妇儿病症，如女性宫寒、怕冷，儿童支气管哮喘、反复呼吸道感染、过敏性鼻炎等。

2. 和于术数

和，即调和。术数，包括吐纳、导引、按跷、散步以及其他运动锻炼方法。《吕氏春秋》提到“流水不腐，户枢不蠹”，说明运动对健康的重要意义。《素问・调经论》指出“血气不和，百病乃变化而生”“气血正平，长有天命”。中医认为“气血以流通为贵”，在此前提下，五脏安和，经脉通利，气血和畅，人感觉自在舒适，疾病便无从而生。反之，当气血由于某种因素的影响而出现不和调时，机体“变化乃生”，疾病就会因此而生。

和于术数就是要求我们在运动养生时一定要坚持“和”的原则，既不能太过，也不要不及，即恰当地运用各种运动养生方法，以“静”养神，以“动”养形，最终达到“形神俱养”的目的。俗话“常锻炼，抗衰老；量力行，勿过劳”说的也是这个意思。《素问・四气调神大论》提到的“春三月……广步于庭，被发缓形”这一运动形式更是对“和于术数”的最好注脚，这八个字涵盖了古人对运动养生类型、环境、强度、仪态、时令、目的等多个维度的要求。对运动强度与形式所要求之宽广、柔缓，对运动形态所要求之舒松、无拘无束，对运动天时所要求之春生、阳动，究其根本，皆为养神，借养形之术，实行养神之法，从而达到“尽终其天年，度百岁乃去”的美好愿景。

3. 饮食有节

饮食是人体营养物质的主要来源，是保持机体健康的一大要素。饮食有节是指日常饮食要有节制，有规律。具体包含以下三个方面的内容。

一是要做到气味和合，司岁备物。《素问・藏气法时论》所说的“五谷为养，五果为助，五畜为益，五菜为充，气味合而服之，以补益精气。”就是告诉我们食物品种要多样化，按照现代营养学的要求，每天至少要食用12种食物，每周至少要达到25种。同时采备的食物要遵循时令节气的变化规律，这样的食物富含天地之精华，气味醇厚，营养价值高。

二是要做到谨和五味，食宜清淡。各种食物与中药一样具有寒热温凉四性之异和酸、苦、甘、辛、咸五味之分，如果食物的性味配合得当，则有助于保持人体的阴阳平衡状态，对健康有益。反之，若性味配合失宜，则会打破机体的平衡状态，从而损害健康。《素问·生气通天论》曰："是故味过于酸，肝气以津，脾气乃绝；味过于咸，大骨气劳，短肌，心气抑；味过于甘，心气喘满，色黑，肾气不衡；味过于苦，脾气濡，胃气乃厚；味过于辛，筋脉沮弛，精神乃央。是故谨和五味，骨正筋柔，气血以流，腠理以密。如是则骨气以精，谨道如法，长有天命。"说的就是这个意思。同时日常饮食宜以清淡为主，倡导"三少一多"即少脂、少盐、少糖、多素。《素问·生气通天论》也提到"高梁之变，足生大丁"。长期无节制地过食高脂肪和高热量的食物，阳热蓄积，容易滋生"三高"，造成代谢紊乱及外科并发症。

三是要做到定时定量，寒温适中。《素问·痹论》说："饮食自倍，肠胃乃伤。"《灵枢·师传》也提到"食饮者，热无灼灼，寒无沧沧，寒温中适，故气将持，乃不至邪僻也"。告诫我们饮食既不能过饱，也不能过热或过凉，否则将损伤脾胃之气。

4. 起居有常

人的生活起居要保持一定的规律。首先要按阴阳规律作息。《灵枢·口问》说"阳气尽而阴气盛则目瞑，阴气尽而阳气盛则寤矣"。人与天地阴阳之气要保持协调统一的关系，一天之内白天阳气主事之时人要劳作，夜间阴气用事之时人要休息。如果违反了阴阳消长规律，就会给人体造成伤害。

其次要按四时作息。《素问·四气调神大论》要求人的睡眠要做到春夏季节夜卧早起，秋季早卧早起，冬季早卧晚起，这些内容就蕴含了顺应自然，与春生、夏长、秋收、冬藏自然界规律相适应的养生之道。

再次要顺四时而适寒暑。只有顺应天地四时阴阳变化进行起居作息，才能使机体阴阳气血与天地阴阳变化保持一致，从而保持机体的勃勃生机。在春夏之季气候由凉转温，阴消阳长万象更新之时，必须相应地多做些户外活动，使阳气更加充沛；秋冬之季气候由温转凉，阳消阴长，肃杀寒冷，人体必须注意防寒保暖，避之有时，使阳气不要妄泄。

5. 不妄作劳

中医认为，气血是人体生命活动的原动力，是脏腑功能活动的物质基础，血气状态调和是维系身体健康的重要条件。当气血由于某种因素的影响而出现不调和时，机体“变化乃生”，疾病就会因此而生。气血调和的前提是要保持气血的正常流通，这就要求身体必须经常“动”，“动”包括活动、劳动、运动。但“动”要适度，因此《内经》提出“不妄作劳”的告诫，不要违背常规去劳动，要做到“形劳而不倦”（《素问·上古天真论》)。孙思邈说要“动而中节”，意思也是要科学运动，适可而止。运动必须因人制宜，量力而行。另外，运动贵在循序渐进，持之以恒，才能收到效果，切不可急功近利。

劳作要保持一定的限度，既不过劳，也不过逸，劳逸适度。过劳可以伤人致病，过逸也同样会对人体健康产生不利影响。《素问·宣明五气》的“久视伤血，久卧伤气，久坐伤肉，久立伤骨，久行伤筋”就是描述过度劳逸对肝、肺、脾、肾等脏腑功能造成影响的身体伤害。

6. 调摄情志

情志，是指各种心理活动，也包括情绪。调摄情志就是精神养生，调控人的欲望，是中国古代养生家智慧的结晶。按中医学的理论“心主神明”，即中医学认为人的精神（心理）活动是由心所主宰的，因此养生必先养心。心理健康是身体健康的重要组成部分。古人高度重视品德修养的重要作用，言道“所以能年皆度百岁而动作不衰者，以其德全不危也。”

《素问·上古天真论》说：“夫上古圣人之教下也，皆谓之虚邪贼风，避之有时，恬淡虚无，真气从之，精神内守，病安从来。”恬淡虚无，调和情绪，保持心态的安闲清净，排除杂念，防止情绪的剧烈波动，干扰气机的正常运动，才能维护体内气化活动的良好环境。因此应该做到《素问·上古天真论》所说的“志闲而少欲，心安而不惧”“以恬愉为务，以自得为功”“美其食，任其服，乐其俗，高下不相慕”。如情绪波动剧烈，就会出现《素问》所说的“喜伤心，悲伤肺，怒伤肝，恐伤肾，思伤脾”“怒则气上，喜则气缓，悲则气消，恐则气下，惊则气乱，思则气结。”。因此注意对情志进行调节与疏导，及时排除怒、忧、悲、恐、惊、思等不良的情感刺激，保持心情舒畅，心理健康，是养生保健、延年益寿的重要法则。要做到恬淡虚无，精神内守，可以采用“独立守神”也就是练气功的方法进行锻炼。

7. 未病先防

《黄帝内经》“治未病”的理论，源自《周易》“防患于未然”的忧患意识。首先，《黄帝内经》强调人体抵抗力和免疫功能对疾病预防的重要作用。《素问·刺法论》说过“正气存内，邪不可干”，《素问·评热病论》也说到“邪之所凑，其气必虚”。

其次，《黄帝内经》告诫人们要避免邪气的侵袭。对四时不正之气，要适当避开，不使其侵入人体。平时，既要注意避邪，又要注意调摄精神，避免情志过激和精气妄耗，保持真气充盛，使疾病无从发生。根据《黄帝内经》的理论，外知所避，内得其守，病安从来，《素问·上古天真论》“虚邪贼风，避之有时”说的都是这个意思。古代的伤寒、温病、瘟疫，近时的“SARS”“禽流感”等传染性较强的疾病，都强调“避其毒气”作为主要预防手段，采取严格隔离，切断传染源等强有力措施，以保护生命健康安全。

最后，《黄帝内经》提出不治已病治未病的观点。《素问·四气调神大论》说“是故圣人不治已病治未病，不治已乱治未乱，此之谓也。夫病已成而后药之，乱已成而后治之，譬犹渴而穿井，斗而铸锥，不亦晚乎”。就是强调机体在未发生疾病或者邪气内伏而未发病之时，即采取有力的措施积极预防，增强体质，颐养正气，提高机体的抗邪能力，以防止疾病的发生，控制疾病的传变，延缓衰老，维护健康。具体包括未病先防、既病防变、瘥后防复三个方面。

总之，《黄帝内经》对于中医养生理论的内涵有着系统的阐述，养生理论从人与自然、社会的关系，人体脏腑功能的整体观念等角度出发，探索个体养生的基本规律，有着重要的医学价值。以“天人相应”“顺应自然”作为养生的指导思想，遵循“法于阴阳”的基本养生法则，践行和于术数、饮食有节、起居有常、不妄作劳、恬淡虚无、治未病等养生方法和养生理念，力求达到“形与神俱”的理想状态，对于指导当代养生实践具有重要的现实意义。

二、十二时辰皆养生

十二时辰养生学思想源于中医学经典《黄帝内经》，古人将一天分为十二个时辰，每个时辰长 2 个小时，代表着人体生理状态和气血运行的变化，人体内的经气犹如潮水，会随着时间的流动，在各经脉间起伏流注，且每个时辰都会有不同的经脉“值班”。因此，针对不同的时辰，也有相应的养生方法，帮助我们更好地调节身体，保持健康。

1. 子时（23：00 至次日 1：00）胆经当值

《灵枢・营卫生会》言“夜半为阴陇，夜半后而为阴衰”。子时，属“阴中之阴”，阴气最盛，之后阴气转衰，阳气开始生发。阳气为生命之本，如《素问・生气通天论》中所言：“阳气者若天与日，失其所，则折寿而不彰。”胆的生理功能是供应内脏胆汁，帮助食物消化代谢。子时胆经当令，气血进入胆经，胆经旺，胆汁推陈出新。又“凡十一脏，取决于胆也”。此时若不注意按时睡眠，则会影响气血回流至胆经。如果长期在子时熬夜，会影响胆的功能，导致胆汁分泌不畅，出现口苦、胆囊炎等症状。

建议：子时安然入睡，避免熬夜，以保护阳气。

2. 丑时（1：00 至 3：00）肝经当值

丑时，气血流注肝经，肝经当令。肝主藏血，能够调节、分配一身的血量。《素问・五脏生成》中说：“故人卧血归于肝，肝受血而能视。”即当人睡眠时，可让肝血得到休养，血归藏于肝，肝得血而濡养于目，则能视物。又《素问・灵兰秘典论》中言：“肝者，将军之官，谋虑出焉。”肝脏与思维活动也是紧密相关的。肝气足，思维就会敏捷，反应也更加灵敏；反之，则反应迟钝，工作效率降低。因此，熬夜会损伤肝脏，对肝经的调节功能造成不良影响，导致肝血不足、肝气郁结等问题。长期如此，还可能引发脂肪肝等疾病。

建议：熟睡，避免在睡前吃油腻、辛辣食物，以免加重肝脏负担，让肝脏得到充分的休息和修复。

3. 寅时（3：00 至 5：00）肺经当值

寅时，气血流注肺经，肺经当令。肺主呼吸，调节气机，助心行血，

“肺朝百脉”，“肺主气”。《素问·灵兰秘典论》中说：“肺者，相傅之官，治节出焉”，即是说肺有宰相之能，负责调度、制衡其他器官，起到“均衡天下”的作用。肺经在这个时候的能量运行最为充沛，通过肺的宣发和肃降，使人体气血得到重新分配，人体各器官的功能才能正常发挥。

寅时亦是阳气的开端，人体气血由静变动，这时全身器官都要休息，只有这样肺才能合理地分配气血。所以此时养生要务依然是睡眠，深度睡眠，养精蓄锐，养护好肺脏，令气血整装待发。

建议：熟睡以养全身之气。

4. 卯时（5：00 至 7：00）大肠经当值

卯时，气血流注于大肠经，大肠经当令。《素问·灵兰秘典论》认为：“大肠者，传道之官，变化出焉。”“传道（导）之官”是指大肠负责运输和清理人体内的糟粕。古人认为，天亮了，这叫天门开，而天门开了，地户也要开，地户在这里就指魄门、肛门。因此卯时排便是自然规律，把积蓄了整个晚上的糟粕排出体外。

建议：起床后喝杯温开水，以滋润肠道，同时进行一些简单的腹部按摩，帮助肠道蠕动，促进排便。

5. 辰时（7：00 至 9：00）胃经当值

辰时，气血流注胃经，胃经当令。《素问·灵兰秘典论》认为：“脾胃者，仓廪之官，五味出焉。”胃亦为“水谷之海”。经过一夜的睡眠，人体内储存的能量已经消耗殆尽，此时，最需要补充热量与营养，以供应全身各脏腑器官的能量需求。

建议：在这个时间段吃早餐，早餐最好吃温热的食物，饭后可以适当按摩胃部，顺时针方向轻柔按摩腹部。

6. 巳时（9：00 至 11：00）脾经当值

巳时，气血流注于脾经，脾经当令。脾主运化，主升清，为气血生化之源，把胃初步消化的饮食水谷，转化为水谷精微，并将水谷精微物质输送到全身各处，从而起到内养五脏六腑，外养四肢百骸、筋肉皮毛的作用，以维持人们的生命活动。此时大脑思维活跃，精力充沛，是工作和学习的黄金时间，但要避免过度劳累和思虑过度，以免损伤脾气。

建议：要保持良好的心态，积极投入到工作和学习中；工作、学习间隙，适当地运动，以健运脾气，促进脾的运化功能。

7. **午时（11：00 至 13：00）心经当值**

午时，气血流注于心经，心经当令。《素问·灵兰秘典论》曰："心者，君主之官也，神明出焉。"心是五脏之首，是人体的君主之官。心主血脉，配合其他脏腑的功能活动，推动血液输送至全身各部位；心藏神，统管全身的精神、意识、思维、情志等活动，午时保养心脏至关重要。所谓"子时大睡，午时小憩"，《灵枢·大惑论》也说到："阳气尽则卧，阴气尽则寤。"子时和午时是天地气机的转换点：子时阴气最盛，阳气初生，要"大睡"；午时阳气最盛，阴气初生，阴长阳消，"小憩"即可。古人把睡"子午觉"叫作"盗天地之生机"，子时、午时是天地阴阳交替之时，是养生的关键时期。

建议：睡好午觉，安神养心。

8. **未时（13：00 至 15：00）小肠经当值**

未时，气血流注小肠经，小肠经当令。《素问·灵兰秘典论》曰："小肠者，受盛之官，化物出焉。"小肠的生理功能是受盛、化物和泌别清浊。小肠是食物消化和吸收的主要场所，其主要功能是将经胃初步消化的食物进一步消化，将食物中的精华养料吸收后，通过脾的运化，滋养全身，并将消化吸收后的糟粕传送到大肠，而其中的水液则渗入膀胱。

未时是小肠吸收营养的最佳时刻。养护小肠经一定要吃好午餐，及时补充营养，保证气血供应。否则，若小肠经气血不足，申时当令的膀胱经也会受到影响。而且，小肠经与心经互为表里，若小肠经气血不足，直接会影响到心经和心脏，心主神志的功能不能正常发挥，则人就不能集中精力工作和学习。

建议：此时可以适当吃一些水果、坚果等，为身体补充能量和营养。同时要注意多喝水，促进小肠的消化吸收和排泄功能。

9. **申时（15：00 至 17：00）膀胱经当值**

申时，气血流注膀胱经，膀胱经当令。《素问·灵兰秘典论》曰："膀胱者，州都之官，津液藏焉，气化则能出矣"，它的主要功能是储存和排泄尿液。

建议：此时应该适量饮水，促进尿液生成和排出，达到排毒养颜的效果。同时可以适当活动身体，如伸懒腰、踢腿等，有助于疏通膀胱经的气血。

10. 酉时（17：00至19：00）肾经当值

酉时，气血流注肾经，肾经当令。肾主藏精，有利于储藏一日的脏腑之精华。人以五脏为本，而肾为五脏之根。肾所藏之精气为生命的基础，在人的生、长、壮、老过程中起主导作用。故《素问·上古天真论》说："天寿过度，气脉常通，而肾气有余也。"

建议：酉时运动量不宜太大，也不宜大量喝水，以免增加肾脏的负担。此外，经常按摩肾经涌泉穴不仅有助于睡眠，还可补肾健脑、增强智力；可以适当吃一些补肾的食物，如黑豆、黑芝麻、核桃等。

11. 戌时（19：00至21：00）心包经当值

戌时，气血流注心包经，心包经当令。而心包经属火，脾胃属土，火生土，所以，晚饭之后休息半小时，借火补土，以调养脾胃，效果非常好。心包因其部位接近于心肺，又是人体宗气的发源地，能帮助心肺输传气血，协调阴阳。心包又是保护心脏的卫士，使其不受外邪入侵。此外，心包的另一个功能是"喜乐出焉"，心包经主喜乐，简言之就是要快乐。

建议：放松身心，静心养神，晚餐要保持饮食清淡，不宜过饱过油，适当进行冥想、静坐、散步等放松身心的活动，有助于平静心神，调节心包经。

12. 亥时（21：00至23：00）三焦经当值

亥时，气血流注三焦经，三焦经当令。"三焦通百脉"，是人体气血运行的关键。如果在亥时进入睡眠，人体百脉就可以得到休养生息。此外，三焦还"通调水道"，管辖人体全身的津液（水）的输布和排泄。亥时阴气更重，阳气更弱，气机下降，此时是入睡的最佳时间，这样不仅能让身体很好地休息和调养，有利于孕育新的生命力量，促进阳气的生发，还是养阴的至要之法。

建议：按时睡眠，养阴育阳。

（刘芳洁）

第二节　四季养生

中医养生强调“天人相应”，顺应自然，因此针对春生、夏长、秋收、冬藏的季节特点，提出“顺四时而适寒暑”（《灵枢·本神》）、“春夏养阳，秋冬养阴”（《素问·四气调神论》）等理论，以指导养生实践。

一、春季当先养肝

春暖花开，万物复苏，但也是一些精神心理疾病的好发季节。中医理论认为肝属木，与春季相应，通于春气，肝主疏泄，生理特点是喜欢舒展、条畅而不喜欢抑郁，情绪变化与肝关系密切，因此春季养生当先养肝。

养肝最重要的是调畅情志。西医学研究表明，不良的情绪易导致肝气郁滞不畅，使神经内分泌系统功能紊乱，免疫功能下降，因此，春季应保持心情舒畅，使肝气舒畅条达，有利于机体内环境的稳定，能防止精神心理疾病的发生。

首先，要培养开朗性格，增加幽默感，“笑一笑百病消”，不过分奢求，要体会“比上不足，比下有余”的道理。

其次，要学会协调人际关系，既要看到自己的优点和长处，也要正视自己的不足，对自己的评价越客观，人际关系就越容易协调。同时要多体谅别人，设身处地替他人着想，避免因互不了解而产生的不协调。

再次，要丰富日常生活，多培养兴趣，多走出去，多找人聊天，少使用手机等电子设备。

最后，要学会戒怒，中医认为“怒伤肝”，怒是情志致病的元凶，要学会用意识控制情绪，用疏泄、转移等方法来控制自己的怒气。

推荐两个养肝小验方，①三花代茶饮：绿梅花 3 克，代代花 3 克，合欢花 3 克，泡茶饮用，每天 1 次。②推按太冲穴：太冲穴是肝经的原穴，位于足大趾与次趾夹缝向足背方向二横指后。用手拇指从太冲穴往行间穴（足大趾与次趾之间的赤白肉际处）方向推按，左右足各72遍，有助于疏肝气、清肝火。

二、梅雨季节话除湿

江南地区每年五六月份是梅雨季节，其气候特点为：多雨、潮湿，夜凉昼热，家中物品容易发霉，所以又称为“霉雨季”。这个季节会对人体气血津液代谢带来一定的影响，部分人群特别是平时脾胃比较虚弱或阳气不足者，容易出现头昏、头重如裹，胸闷、腹胀，食欲不振，恶心，四肢沉重，大便溏薄或黏滞，舌苔厚腻等不适，这也是中医“天人相应”理论的具体表现。

湿邪是中医病因学说中“六淫”致病因子之一，属于阴邪，有黏腻重滞、缠绵难去的特点，经过千百年的临床实践，历代中医学家总结出很多宝贵的经验，除湿的手段丰富，方法多样，既可内服中药、又有艾灸、泡脚等简便易行的方法。作为日常养生提出如下建议，可以试用：

饮食方面，可食用冬瓜、黄瓜、西瓜、丝瓜等应季蔬菜，煮一些如三豆汤、薏苡仁汤、绿豆粥、红枣粥等以健脾除湿。要防贪凉，不吃、少吃冰镇食物；少苦增辛，多食用生姜、辣椒、葱、韭菜、蒜；宜清淡，少吃油腻、甘甜的食物，忌烟酒；如病后、年老体虚需进补，则宜清补，选择鱼、瘦肉、蛋奶、豆类，鸭子汤、鸽子汤等不油腻、易消化、有营养的食品。

起居方面，要夜卧早起，适当午休；及时增减衣被；避暑不能过于趋凉；适当运动锻炼，但不要多出汗，以免更伤阳气。

调节情绪，多晒太阳，无厌于日；保持情绪平静，使志无怒；喝花茶，如玫瑰花、茉莉花茶；或放置、佩戴香袋以芳香辟秽。

此外，每年夏天采用“三伏贴”和冬季的“冬令进补”，也有助于充养阳气，健运脾胃，增强体质，避免湿邪侵袭。

三、盛夏防中暑

夏天天气炎热，每年夏天都能看到因“热射病”入院甚至死亡的新闻，那么中医对中暑有哪些认识呢？

中医认为中暑分阴阳，明代著名医家张景岳曾说过："暑月受寒，故名阴暑；暑月受热，故名阳暑。"因此，"暑有阴阳二种，不可不辨也。"

不管是阳暑还是阴暑，都会出现头晕头痛，食欲减退，四肢酸软乏力，发热等症状，但是两者却有本质区别。

阳暑是指夏天长时间暴露在高温环境中或者长时间的户外活动，导致体内水分流失过多，人体温度调节发生失衡导致的中暑。因此，经常出现高热、心烦、口渴、大汗，严重者可致昏迷，甚至导致死亡。

阴暑是在极热状态时突然进入空调房猛吹凉风，或马上洗冷水澡，或吃大量冷饮等，都会导致原本张开的皮肤毛孔，条件反射性收缩，使暑湿困于体内，身体难以散热而中暑。阴暑常表现为发热、恶寒、无汗、鼻塞、流鼻涕、头身困重、关节酸痛、神疲倦怠、腹泻、腹痛等。

如果得了阳暑，需马上清暑降温，同时可服用十滴水或仁丹（婴幼儿、孕妇禁用）等。日常生活中，还可以通过喝绿豆汤、荷叶茶、吃西瓜等来祛解暑热。但脾胃虚弱容易腹泻者慎用。

如果得了阴暑，建议喝点生姜茶温中散寒，也可以食用薏苡仁粥，起到健脾祛湿的效果。因贪凉引起感冒，特别是胃肠型感冒，出现畏寒发热、恶心呕吐、腹痛腹泻的症状，可服用藿香正气软胶囊、克痢痧胶囊等。需注意的是藿香正气水含有酒精，服用后不能开车。

如初步处理后症状仍不缓解，应及时前往正规医疗机构就诊。

四、穴位保健——给秋季养生加点料

1. 迎香穴润肺防燥

位置：迎香穴位于鼻翼外缘约 0.5 寸。

作用：点按此穴具有疏风清热、宣肺润燥、通利鼻窍的作用，对很多呼吸道疾病都有一定的预防作用，特别是对慢性鼻炎和变应性鼻炎效果突出。同时按压迎香穴通过宣肃肺气能够帮助排便。

按摩方法：两手中指或食指指腹，顺时针和逆时针各按揉 20～30 次，以局部发酸、发胀、发热为度。

2. 中脘穴健脾养胃

位置：中脘穴位于上腹部，前正中线上，脐与剑突连线的中点（脐上4寸）。

作用：中脘穴是治疗胃肠疾病十分重要的穴位，具有温中健脾、和胃消胀的功能。日常暴饮暴食或积食之后按摩中脘穴是一个不错的选择。

按摩方法：用食指或中指指腹顺时针按摩中脘穴。按摩时要用力，坚持按摩5min左右，效果更佳。

3. 大椎穴驱寒养阳

位置：大椎穴位于后正中线上，第7颈椎棘突下凹陷中。

作用：大椎穴是人体阳气汇聚的地方，能够振奋机体的防御能力。经常刺激大椎穴，具有疏风、散寒、温阳、通阳的作用，对感冒的预防和治疗都有较好的效果。

按摩方法：大椎穴用于保健，适合用热刺激的方法。可以将一块热毛巾直接捂在大椎穴上，避免烫伤皮肤；也可以将双手掌心互擦到发热，捂在大椎穴上；洗澡时用热水冲大椎穴，直到穴位处皮肤泛红，也能起到一定效果。

五、膏方养生

膏方又称“膏滋”，是以中医“整体观念”“天人合一”“春夏养阳，秋冬养阴”“冬不藏精，春必病温”“治未病”等理论为指导，辨证论治为基础，强身与疗疾相结合，作用明显、服用方便、特色鲜明的养生保健佳品，由资深中医师“一人一方”的个体化处方精心熬制而成，是冬令进补的常用方法，因此，在江浙地区民间有“冬令进补，春天打虎”之美誉。

（1）膏方适用人群

① 慢性病患者，如慢性支气管炎、慢性阻塞性肺疾病、支气管哮喘、间质性肺炎、肺源性心脏病、过敏性鼻炎、咳嗽变异性哮喘、支气管扩张；冠状动脉硬化性心脏病、心律失常、慢性心力衰竭、高血压、糖尿病、中风后遗症、老年痴呆；慢性胃炎、慢性结肠炎、便秘；慢性尿路感染、遗尿或尿失禁；缺铁性贫血、月经不调、围绝经期综合征；各类关节炎、颈椎病、腰椎间盘突出症、骨质疏松、遗精、性功能障碍等。②亚健康人群，

如长期失眠、有焦虑抑郁倾向、疲劳综合征，痤疮和黄褐斑等皮肤问题，体质偏颇（如冬天怕冷、夏天怕热、动则出汗）等。③免疫功能低下，如儿童老人反复感冒，年老体衰，化放疗后。④产后、术后调理，有养颜美容需求人士等。

（2）膏方禁忌人群

① 孕妇；②婴幼儿；③肝炎、结核活动期；④各类疾病急性发作期；⑤对方中的药物过敏，或其他原因不适合服用者。

（3）膏方服用方法

膏方的服用方法有别于普通中药汤剂。为了减少药物不良反应，一般第1周每天早晨空腹服1次，适应后可每天服用2次，大都选择早晨空腹和睡前服用，每次20～30g。把膏滋药放碗中冲入开水，化开后服用。也可将膏滋含在口中，溶化后咽服。

（4）膏方服用注意事项

膏方服用期间需适当忌口，如含有人参的膏方忌服萝卜；避免进食辛辣、肥腻、生冷等不易消化及有特殊刺激性食物；不宜与茶、咖啡、可乐同时服用。冰箱冷藏保存，真空塑料小包装的保存时间一般为30～45天，如药袋有漏气，或药物变质不能服用。感冒、慢性病急性发作期、妇女月经期间停用。出现腹胀、腹泻、“上火”等症状时暂停服用，咨询中医师后再遵医嘱执行。

（张国梁）

附录

媒体专访

躬身杏林　传承国粹

浙江省名中医张国梁用毕生所学医治患者病痛[1]

坐门诊、带学生、看医书、做临床、搞研究。年近花甲的张国梁，每天的时间都被安排得满满当当。

作为舟山医院主任中医师，每周两个半天都会准时出现在医院名医门诊，用仁心仁术，帮助患者、安慰患者、治愈患者。沉稳严谨的性格和精准细致的诊断，常让患者对他赞不绝口，“医术高超，医德高尚”“把患者当自己的亲人看待”。

三十余年如一日，张国梁人如其名，以自己独有的韧性和踏实肯干的热情，成为行业中的翘楚！就在近日公布的第八批“浙江省名中医”名单中，他光荣上榜，成为杏林良医。

学经典、背方剂，17 岁与中医结缘

张国梁祖籍浙江宁波。1979 年，正值他高中毕业，同现在的学生一样，

[1] 叶青盛．浙江省名中医张国梁用毕生所学医治患者病痛［N］．新周报，2021-02-04.

如何填志愿、如何选专业成了一道难题。

“当时对专业真没什么想法，只觉得能考上大学挺不容易。”张国梁笑道。年轻的他当时偏爱文科，所以也希望自己选择的专业能多和文字打交道。正当他一筹莫展之时，张国梁的老师建议道：“你性格这么稳重，又不怕记记背背，要不去读中医吧，还能治病救人，挺合适”。就这样，17 岁的张国梁填报了浙江中医学院中医专业，和中医的缘分就此开启。

大学 5 年，张国梁一门心思都扑在了学习上。他的笔记本上面密密麻麻地记满了老师授课的内容。每天课后，总能在教室或寝室里见到时而奋笔疾书、时而摇头晃脑背方剂的他。“在我大三教学实习时，曾有幸跟着一位名医学习。他能通过针灸的方式，让那些近视的人瞬间提升视力，并且还能维持一段时间。我当时特别震惊，觉得中医太神奇了。”张国梁回忆道。

正是这样不断地学习，张国梁一次次感受到了中医的魅力，促使他在别人吐槽着日复一日抄方、记药名很枯燥乏味时，自己却能够沉下心来徜徉在中医药知识的海洋里，拼命汲取养分，打好中医基础。

学以致用，率先在舟山开展糖尿病及其并发症的“中西医结合治疗”

作为中西医结合治疗糖尿病和糖尿病并发症的专家，20 年前张国梁曾收治了一名 28 岁酮症酸中毒的女患者。作为糖尿病最常见的急性并发症之一，一旦得病容易出现乏力、恶心、呕吐、腹痛、心跳加快，严重者会出现脱水、昏迷等现象，危及生命。

最开始，医生按照常规治疗方式，大量补液和输注胰岛素。但经过几天治疗后发现效果并不明显，酮体依旧没转为阴性，血糖波动大，生命岌岌可危。张国梁得知后，根据读研究生时老师的经验，在原来治疗方案的基础上，加用以“黄连”为主的汤药。服药当天，患者的血糖逐渐趋向正常值，没过多久酮体也转为阴性，这个“难关”被首次尝试的中西医结合治疗法攻破，患者也转危为安。

随着医学技术的不断发展，很多疑难杂症都有了治疗办法，但中医的重要性仍不可替代。前两年，张国梁收治了一名被多家医院“拒收”的患者。这是一名因糖尿病引起周围神经病变外加血管病变的患者。和普通糖尿病患者“烂脚”有所不同，这位 30 多岁的王女士（化名）直呼自己“脚痛”，从皮肤表象看却没有丝毫异样之处。

“患者来时就一直喊脚痛，痛到整夜整夜睡不着，别说下地走路，连碰一下都喊痛。最开始我也很疑惑，这能有多痛。”张国梁回忆道。“医生救救我吧，我太痛了！我吃了好多西药，打了好几次针都没用！看了很多医生他们也说不出到底什么毛病，我现在就觉得脚像刀割火烧般痛。”面对患者近乎哀求的语气，张国梁当机立断“赶快收治进来”！

经过检查，张国梁发现，王女士糖尿病控制不佳，已并发严重的周围神经病，普通的止痛片对她而言只是治标不治本。张国梁结合自己多年的临床经验，认为需在中医辨证的基础上，加用虫类药搜风剔络止痛，并加用科室自制的药酒擦拭患肢，“这个方法很管用，她经过第一天治疗病情就得到缓解，到了第四天就能睡好觉。作为医生，能帮到她就觉得很有成就感。”张国梁说。

采访结束时，已经是下午 4 时，张国梁又回到他的办公桌前，桌上还翻开着一本厚厚的中医书，他笑着表示还能再看一会，“下班前，我还要再去一趟新入院的患者病房，查看一下他的最新情况，再制订他下一阶段的治疗方案”……张国梁就是这样，在日复一日的平凡工作中践行着医者诺言。

85 岁高龄老人出现莫名腹痛，舟医中医专家药到病除[1]

“倾情医治，医术精湛，从容淡定，医德高尚！”这是 85 岁的王阿婆（化名）对舟山医院中医科主任医师张国梁的赞许。

近日，王阿婆专程制作了一面锦旗走进舟山医院，感谢张国梁主任医师治好了她长达数月的腹痛。

2023 年 3 月，王阿婆在养老院不小心跌倒出现背痛，经市内一家医院检查后发现，第十节胸椎压缩性骨折，行手术治疗后顺利出院。然而 1 个多月后，王阿婆常常莫名地出现腹部隐隐作痛，她前往市内一家医院行腹部 CT 检查，经检查肝、肾等功能一切正常，被诊断为肋间神经痛，并给予涂抹外用药治疗。

然而在使用药物治疗一段时间后，王阿婆的腹痛丝毫没有得到改善，就在王阿婆百思不得其解的时候，突然想到之前由于流感在舟山医院张国梁主任医师的门诊就诊过，也正是因为张国梁主任医师的中药调理，才使

[1] 陈文薇于 2023 年 12 月 22 日发表于“舟山医院”公众号。

得自己的病情很快好转。要不再试试中医治疗？带着疑惑，王阿婆再次走进了张国梁主任医师门诊。

张国梁主任医师详细查看了患者的各项检查报告，仔细询问了病情，并通过望舌、把脉，结合中医辨证，诊断王阿婆的病不是肋间神经痛而是慢性胆囊炎。“慢性胆囊炎一般无症状，但遇劳累、饮食油腻，就可能引起右上腹部胀痛”。张国梁主任医师说。

药不对症，病自然不会好。病因明确，王阿婆心中的石头终于放了下来。根据王阿婆的情况，张国梁主任医师一方面耐心叮嘱老人家饮食起居注意事项，另一方面为其制定了疏肝清热、理气止痛的中药方，同时根据服药的效果，不断调整药方。就这样经过一段时间的中药调理，王阿婆的病情痊愈了，腹部疼痛消失了。

近年来，舟山医院中医中西医结合科重视传承中医精华，弘扬中医文化，以“冯昌汉全国名老中医药专家传承工作室”“浙江省张国梁名老中医专家传承工作室”建设为契机，推出中医治未病、中医护理等特色门诊，在常见病和疑难病的诊疗方面发挥了积极的作用，不断助力中医药事业发展，服务海岛群众健康。

学生跟诊心得

跟名师做临床

2024 年 4～5 月，有幸于张国梁老师的门诊跟师学习，在临床实践中，我深深地体会到张老师十分博学，他善于把自己行医多年的临床诊疗经验上升为理论，用于指导学生的工作，使我开拓了思路，更新了观念，提高了诊疗技术，并坚定了对中医药的信心。现将我的跟师心得总结如下。

在临床遣方用药中，张老师主张运用“方证辨证”，即每一首经典方剂都对应一个确定的病机，而此病机往往反映为一组特异性的症状和体征，即证，如此方、证便形成了较强的契合关系，临床上见证知方，因方识证。但“方”与“证”之间不是“对应”二字字面上透出的对号入座的关系，两者中间有一个核心的“辨证”过程。主证背后是病机，病机之后是针对性的“方”，临床只要抓准主证，即可快速认清病机，遣方用药，无需套用各种辨证方法的繁杂程序和运用多种辨证方法，避免了各种理论带来的分歧和干扰，加快了辨证论治的准确性和速度。

如张老师在治疗寒热错杂型慢性胃炎时常用半夏泻心汤加减，体现了其“方证辨证”的临床思维。寒热错杂型慢性胃炎常见的症状是胃部疼痛和饱胀感，常伴有嗳气、反酸、烧心、恶心呕吐、食欲不振、消化不良等，本病以胃为病变中心，不同程度地涉及肝、脾、胆等脏腑，常表现为寒热错杂，虚实兼见。张老师抓住该病病机，以辛开苦降为治疗大法，临证用药首选半夏泻心汤加减，以调和肝脾、散结消痞为主。张仲景宗《黄帝内经》之说，开创了辛开苦降法运用于临床之先河，以辛温之半夏、干姜与苦寒的黄连为主创造了半夏泻心汤及其类方，是辛开苦降法的典范，诸药合用，共奏调和寒热、化痰和胃、降逆消痞之功。张老师将半夏泻心汤及其加减方灵活运用于多种消化系统疾病，疗效显著。

张老师遵循“方证辨证”的理论，将小柴胡汤运用于半表半里诸症，如治疗慢性咳嗽，效果显著。少阳为阳气运行的枢机，行于表里之间，保持气机开阖有度，升降自如。邪伏于少阳则枢机不利，三焦通调水道功能失常，故肺失宣肃则咳嗽。张老师认为正虚邪伏为其根本病因病机，即“邪之所凑，其气必虚”。小柴胡汤作为和解少阳三焦的常用方，用于治疗久咳不愈时可使枢机和畅，半表半里之邪速从外解，又使内在气血调和，邪气不生。患者咳嗽反复不愈，予小柴胡汤宣通内外、通达上下，寒温并用，攻补兼施，使三焦水气通行，肝肺气机和畅，枢机得利，咳嗽随之而愈。

跟师期间正好是流感高发期，有较多患者于甲流、乙流等疾病后出现咳嗽反复不愈。治疗这些患者时，张老师针对邪气的深浅、病位的不同，采用不同的治疗方法。如邪浅，风痰交结于鼻咽部者，重在宣肺化痰、疏风止咳，临床常用半夏厚朴汤、止嗽散随证加减；邪深，病位在气管、肺部而痰热蕴肺者，胸部 CT 常提示肺部感染，重在清肺化痰、止咳平喘，临床予麻杏石甘汤、千金苇茎汤随证加减；迁延不愈，邪气由表入里，入里化燥，燥邪伤阴致气阴两虚者，宜清肺化痰、益气养阴，一般采用竹叶石膏汤、生脉饮等随证加减。

对于甲流、乙流等疾病后出现味觉、嗅觉减退的诊治，张老师也是见解独到。他认为肺开窍于鼻，肺和，则鼻能知香臭；脾开窍于口，脾主运化，与食欲、口味关系密切。患者感染病毒后，疫疠之邪伤及肺、脾两脏，使其功能失司，故出现嗅觉、味觉明显减退，证属肺脾气虚证。张老师运用六君子汤益气健脾、燥湿化痰，或运用外台茯苓饮意在开脾胃，宣扬上、中二焦，“消痰食，令能食”。患者服后嗅觉、味觉逐渐恢复如常。

在跟师过程中，我认识到中医的学习并非一蹴而就，而是一个不断积累和成长的过程，只有不断的学习才能提高自己的诊疗水平，并且保持热爱，才能用心去传承。

（任春芝）

跟诊——中医入门的阶梯

时光如梭，有幸跟诊张国梁老师抄方学习已半年有余，在这半年时间里，通过门诊抄方跟师学习，收获不少。以下是我的一些心得体会。

1. 中医基础功底很重要

中医的临床工作分为识病、辨证、立法、处方、用药五大环节。五个环节最终必须落实在方药上，如果没有精确的处方，则不会有好的疗效。要准确地辨证论治，对一个中医医生的基本功是有严格的要求的。中医的辨证方法主要有病因辨证、气血津液辨证、经络辨证、脏腑辨证、六经辨证、卫气营血辨证、三焦辨证等，需要选择合适的辨证方法，再根据辨证的证型选择相对应的方剂。张老师常说，如果辨证准确，一般 3～5 剂药即可见效，若辨证不准确，吃再多的药也是无用的。所以患者每一次的就诊都是对医生医术的考验。如何成为一名优秀的中医医生，首先要做到“肚里有货”。一个疑难杂症的患者来就诊，首先用常规的思维诊治，若效果不佳，心中应有几个备选的方案，而不是一味地用一个效果不佳的方子。如何才能多几个备选的方案，我总结了三点：第一，熟背经方。第二，精通时方。第三，加减辨证。要做到这几点，需要的是持续的学习与长年累月的积累。

张老师平时开的方子药味比较精练，除了肿瘤患者外，基本都在 15 味药以内，而常用经方。开方时，用药不是越多越好，方小而精，仍能药到病除，这就是中医功底的体现。在门诊中，张主任经常强调背诵方歌的重要性，这也是一名合格的中医医生的基本功，反复背诵加强记忆，才能得心应手。2～3 味药的经典小方，能够记忆深刻且效果好的应该多背诵一些，积少成多，“方”到用时方恨少，将方剂书的方歌背诵只是基础，在这些方剂的基础上进行拓展，一些名医的验方也要学习背诵。

2. 严谨是行医的基础和保障

张老师平时在门诊时经常强调实事求是的重要性，根据病患的描述书写病历，遣词造句也必须严谨，不得加入医生的主观色彩，要求客观真实完整地记录。严谨指的是一种严肃认真、谨慎细致的工作态度和作风，包括对工作、学习和生活中的每一件事情都认真对待，不马虎、不敷衍、不浮躁，做到细致入微、精益求精。在医务工作中，养成严谨的态度、实事求是的工作作风尤其重要，它是医疗质量的重要保障。

3. 跟名师，勤学习

作为一个年轻的中医医生，我知道中医的成长之路是漫长又艰辛的，有一个好的老师，犹如一盏明灯照亮前行的道路。半年时间的跟诊学习，对我来说是一份宝贵的财富。感恩张老师对我的指导与教学，学习中医是一个漫长的过程，我将在今后的从医生涯中，勤于学习，善于思考，苦读经典，努力成为一个获得患者认可的中医医生。

（许齐超）

参考文献

[1] 张国梁．中药降糖作用机制的研究近况 [J]. 广州中医学院学报，1989，6 (1)：60.

[2] 李宗友．胡芦巴抗糖尿病和降胆固醇作用 [J]. 国外医学中医中药分册，1999，21 (4)：9-13.

[3] 李真，马高峰．生地黄连液对四氧嘧啶小鼠影响的实验研究 [J]. 辽宁中医杂志，2000，27 (12)：573-574.

[4] 宋福印．消渴停对胰岛β细胞凋亡及相关基因 Bcl-2、Fas 蛋白表达的影响 [J]. 中国中医药信息杂志，2001，8 (6)：24.

[5] 尚文斌，金妙方，方泰惠．糖渴清降血糖机制的实验研究 [J]. 中药药理与临床，1996 (4)：31-33.

[6] 李惠林，熊曼琪，邓尚平，等．加味桃核承气汤对实验性糖尿病大鼠胰岛素受体的影响 [J]. 中国中西医结合杂志，1995：338-340.

[7] 宋丽晶，周丹，母英术，等．三消饮治疗糖尿病的药理研究 [J]. 中成药，1993，15 (4)：29-31.

[8] 熊曼琪，林安钟，朱章志，等．加味桃核承气汤对 2 型糖尿病大鼠胰岛素抵抗的影响 [J]. 中国中西医结合杂志，1997，17 (3)：165.

[9] 鲁瑾，邹大进，张家庆．黄芪预防肿瘤坏死因子-2 所致胰岛素抵抗 [J]. 中国中西结合杂志，1999，19 (7)：420.

[10] 王凌，李秋贵，浦信行，等．参地降糖颗粒对高果糖大鼠胰岛素抵抗的影响 [J]. 中医杂志，2001，42 (11)：686.

[11] 刘志红．葡萄糖转运蛋白 [J]. 肾脏病与透析肾移植杂志，2000，9 (12)：153-158.

[12] 钱东生．山茱萸乙醇提取液对 NIDDN 大鼠骨骼肌 GLUT4 表达影响的实验研究 [J]. 中国中药杂志，2001，26 (12)：859.

[13] 张冰，高光艳，江佩芬．菊苣胶囊对小鼠血糖水平的影响 [J]. 北京中医药大学学报，1999，22 (1)：28-30.

[14] 陈淑英，李育浩，吴清和，等．五子衍宗丸对链脲佐菌素所致的糖尿病大鼠的影响 [J]. 新中医，1992，24 (11)：51-54.

[15] 沈忠明，李英，姜宏．降糖中药对α-葡萄糖苷酶抑制作用的研究 [J]. 中国生化药物杂志，2000，21 (2)：69-70.

[16] 张国梁，熊曼琪．加味桃核承气汤降糖作用机制的初步探讨 [J]. 中国医药学报，1991，6 (2)：28-31.

[17] 张国梁，熊曼琪．加味桃核承气汤对糖尿病大鼠脂质代谢的影响 [J]. 新中医，1990 (8)：54-

55，53.

[18] 张国梁．2 型糖尿病脾气虚证与 CD16^{+} CD56^{+}、CD25^{+} 关系的初步探讨 [J]. 成都中医药大学学报，2001，24 (2)：15-16.

[19] 张国梁，刘海英，王珏，等．行气活血法对糖尿病血瘀证患者血黏度和血小板膜糖蛋白的影响 [J]. 中国中医药科技，2007，14 (5)：314-315.

[20] 张国梁，刘海英，王珏，等．行气活血法治疗 2 型糖尿病气滞血瘀证的临床研究 [J]. 中国中医药科技，2009，16 (4)：255-257.

[21] 张国梁．肾复康对糖尿病肾病尿白蛋白排泄率的影响 [J]. 浙江中医杂志，2003，38 (9)：401.

[22] 杨俊伟，黎磊石．大黄延缓慢性肾衰发展的实验研究 [J]. 中华肾脏病杂志，1993，19 (2)：65.

[23] 杨俊伟，黎磊石．大黄对单侧肾切除后肾代偿性肥大的影响 [J]. 江苏医学，1992，18 (6)：319.

[24] 梁少华．中西医结合治疗糖尿病足 28 例 [J]. 广西中医学院学报，1999，16 (4)：59-100.

[25] 沈远东，柳国斌．糖尿病足溃疡的中医药治疗 [J]. 江苏中医药，2007，39 (12)：5-6.

[26] 张立芳，孙志红．中西医结合治疗糖尿病足坏疽早中期改变 30 例 [J]. 滨州医学院学报，2006，29 (4)：292-293.

[27] 奚九一．糖尿病足腱变性坏死症（筋疽）的临床研究 [J]. 上海中医药杂志，1996，29 (5)：124.

[28] 李亚美，黄芳．中药外敷治疗糖尿病足的疗效观察 [J]. 现代中西医结合杂志，2008，17 (1)：39.

[29] 祝丽波，胡志花，赵炳臻．药油纱治疗糖尿病足 [J]. 中国中医急症，2004，13 (6)：363.

[30] 张国梁．外伤与消渴病的发病 [J]. 浙江中医学院学报，1997，21 (2)：9.

[31] 张国梁．半夏泻心汤加减治疗慢性结肠炎 32 例临床观察 [J]. 新中医，1997，29 (6)：14-15.

[32] 张国梁．中西医结合治疗急性重症胰腺炎 15 例 [J]. 中国中医急症，2003，12 (5)：446.

[33] 中华医学会外科学分会胰腺外科学组．急性重症胰腺炎诊治规范 [J]. 中华外科杂志，1999，37 (2)：149.

[34] 张国梁．从时间生物医学谈对“六经病欲解时”的认识 [J]. 江西中医学院学报，1992，4 (2)：2-3，5.

[35] 张国梁．刺五加针剂过敏反应 2 例分析 [J]. 实用中医内科杂志，2002，16 (6)：39.

[36] 杨思澍．中国现代名医验方荟海．武汉：湖北科学技术出版社，1996.

[37] 米一鹗．首批国家级名老中医效验秘方精选续集．北京：今日中国出版社，1999.

[38] 梁光宇，李金臣．赵时雨主任医师治疗高脂血症经验择要 [J]. 中医研究，1998 (1)：33-34.

[39] 刘芳洁，张国梁．张国梁以宣肺清热、化痰散结法论治肺结节经验介绍 [J]. 新中医，56 (22)：218-222.

[40] 张春燕，张国梁，杨佩儿．基于“中医防治康养”理念下慢性疾病的管理分析［J］．中医药管理杂志，2024，32（18）：100-102.

[41] 冯昌汉，张国梁．冯昌汉临证医集［M］．北京：中国科学技术出版社，2020：3.

[42] 张友堂，王涛．论方剂辨证论治方法体系之确立［J］．中国中医基础医学，2006，12（6）：406.

[43] 张介宾．景岳全书［M］．北京：人民卫生出版社，2020：418.

[44] 周仲英．中医内科学［M］．北京：中国中医药出版社，2008：148-150.

[45] 朱良春．朱良春医集［M］．长沙：中南大学出版社，2007：315.

[46] 覃甘梅，覃骊兰，蓝毓营．治疗失眠中药药对的应用原则［J］．中医药导报，2018，24（5）：25.